統合失調症

村井俊哉
Toshiya Murai

Eurus
Notus
Boreas
Zephyrus

岩波新書
1801

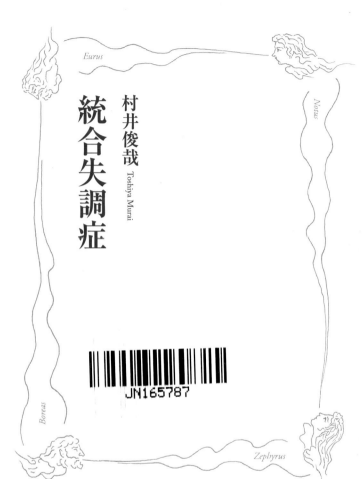

目　次

第1章　統合失調症とは

ノーベル賞受賞者の統合失調症

1994年のノーベル経済学賞は、「非協力ゲームにおける均衡分析に関する理論の開拓」に貢献した3名の研究者の同時受賞でした。

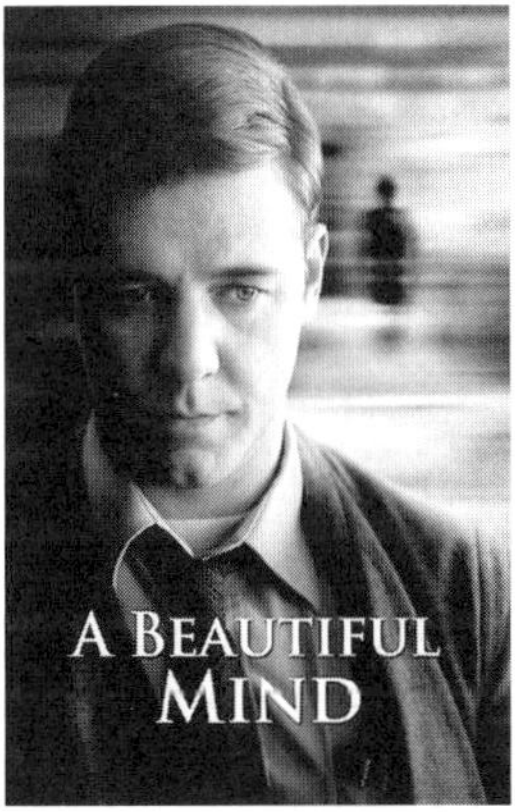

『ビューティフル・マインド』
（映画ジャケット写真）

このうち米国からの受賞者がジョン・ナッシュ氏（1928―2015）です。「経済学賞」とはいっても、その内容はゲーム理論として今日知られる数学モデルの根幹にかかわる業績であり、ナッシュ氏の名前は「ナッシュ均衡」というこの研究領域での基本的専門用語として定着しています。

このナッシュ氏は、2001年公開のアメリカの映画『ビューティフル・マインド』の主人公でもあります。アカデミー賞、ゴールデングローブ賞での数々の受賞があるこの名作では、統合失調症との闘病生活を続けるナッシュ氏の半生が描かれています。

私は、大学での精神医学の講義で統合失調症について話すときに、まず、ナッシュ氏について、以下のような質問を学生に問いかけています。

「ナッシュさんは、ノーベル経済学賞受賞につながる偉大な業績を成し遂げました。一方でナッシュさんは、統合失調症という病気を患っていました。この二つのことが、同じジョン・ナッシュという人物において、どうして両立しえたかと思いますか？」

まだ臨床現場での経験がない学生でも、統合失調症という病気が比較的重症で長期に続く病気であるということは知っています。また、ノーベル賞を受賞することがたやすいことではないということも当然承知しているはずです。質問の意図を理解できた学生の答えには、たとえば次のようなものがあります。

「統合失調症という病気自体がむしろ、彼の研究における偉大な閃《ひらめ》きにつながったのではないでしょうか。」

さらには、もう一歩踏み込んで次のような答えをする学生もいます。

「統合失調症の症状の幻聴によって、啓示を受けたのではないでしょうか。」

私自身はナッシュ氏を診察したわけでもないので、絶対これが正しいという正解をもっているわけではありません。しかし私は、多くの学生が思いつくこれらの答えについて「残念ながらそれは不正解です」と答えることにしています。統合失調症という病気をもっていたことが推定されている芸術家としてはたとえばエドワルド・ムンクというノルウェーの画家が有名で、「叫び」と題された代表作は、統合失調症という病気の体験が絵画として表現されたものと解されています。ドイツの詩人フリードリヒ・ヘルダーリンも、芸術的創造性と統合失調症の関連から繰り返し紹介されてきました。このように絵画や詩のような芸術分野で、統合失調症という病気がむしろその才能を開花させる可能性はあるものの、ナッシュ氏の場合のような、高度な知的能力が要請される数学などの分野ではそのことは難しいのです。

次のような回答を提案してくれる学生もいます。

「統合失調症が才能を開花させたということではないとしても、少なくとも統合失調症という病気は、ナッシュ氏の天才的な才能に対して、プラスでもマイナスでもなく、ナッシュ氏は病気を持ちながら、研究が続けられたのではないでしょうか。」

これはなかなかしっかり勉強している学生の回答です。統合失調症を持つ人たちは、病気を持ちながら、社会の様々な場面で活躍しています。この後、本書で述べていくことになりますが、重い症状で数か月の入院生活を経た人でも、その後、学業や職場に戻ることはよくあります。ただそれでも私は、ナッシュ氏が病気を持ちながらノーベル賞につながる研究を成し遂げえた、病気はナッシュ氏の知的活動にほとんど影響を与えることが無かったという学生のこの答えに、「それはありうることですが、やはり可能性としては低いでしょう」と答えています。この病気を持つ多くの人が社会で活躍していることは事実ですが、しかし、この病気の様々な症状に妨害されながら、難解な数学の理論に関して、他者を圧倒するような業績を挙げることは、極めて困難であろうと考えるのです。

では、正解は何だったのでしょうか。映画をご覧になった読者の方はすでに答えを知っておられるはずですが、コロンブスの卵のような答えです。ナッシュ氏は、後にノーベル賞につながる研究論文を書いていた時期にはまだ統合失調症の症状は軽微、あるいは始まっていなかったのです。*

*映画では、学生時代から幻覚体験があったと描かれています。一方ではっきりとした症状が周囲から確認されるのは30歳前後からのことであり、本人が回想する精神の不調の始まりもこの時期に相当します。

映画『ビューティフル・マインド』を通じて、まず私たちが学ぶことができるのは、統合失調症の好発年齢です。病気の始まりがピークとなる年齢層は、20歳代で、特に20歳代前半にピークがあります*（図1―1）。私の講義の対象は大学生なので、「ちょうど皆さんが入学してから卒業するまでのあたりが統合失調症の好発年齢です」と説明しています。20歳代後半に病気が始まることも比較的多く、ナッシュ氏の場合はおそらく20歳代後半だっただろうと推測されています。

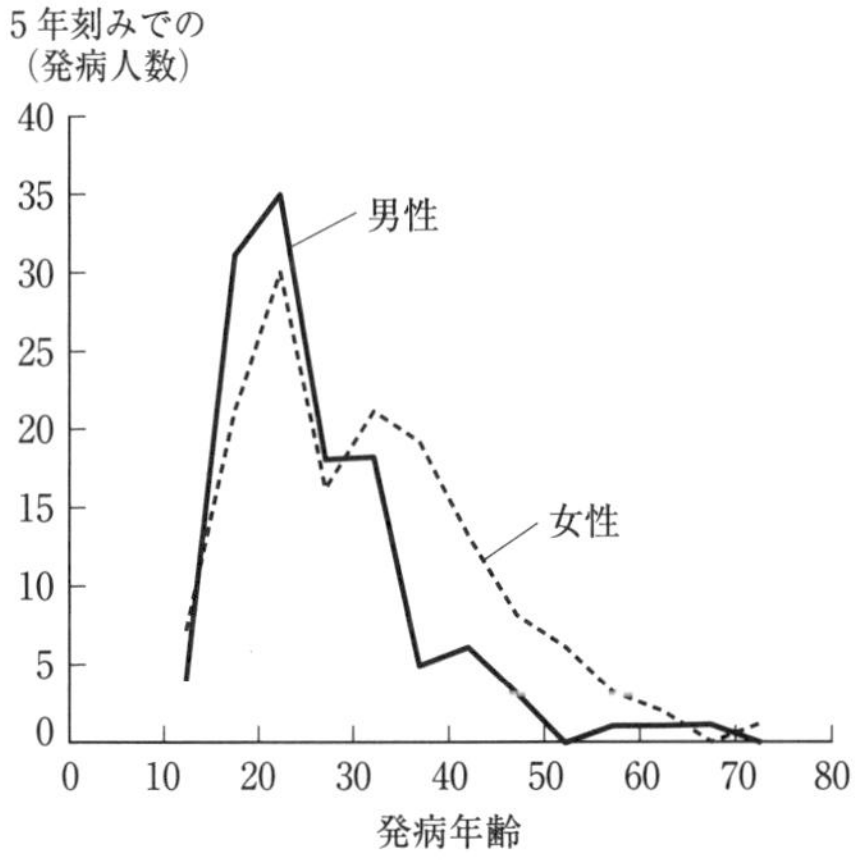

図1-1　統合失調症の発病年齢
（Sham et al., 1994より再構成）

*男女を比較すると女性での初病年齢は若干遅い傾向があり、また30歳代前半にもう一つ小さな山を示すデータもあります。

その後、年齢とともにその頻度は下がります。逆に若いほうに関しては、10歳代後半も比較的頻度が高いですが、小学生の年齢あるいはそれ以前は極めて頻度が低くなります。この発病年齢の分布は、他の精神科の病気との区別において重要になります。たとえば、児童期からすでにその特徴が顕著となっている自閉スペクトラム症(我が国では「発達障害」と呼ばれることの多い病気の医学的な名称です)とは、発病年齢が遅すぎることから区別できますし、一方で、老年期に生じることの多いアルツハイマー病とは、発病年齢が早すぎることから区別が可能となるのです。

『ビューティフル・マインド』の主人公のジョン・ナッシュ氏は、稀有な才能に恵まれた天才でした。しかし、彼が患った統合失調症という病気は、稀有な才能を持った人のみが患う病気ではありません。稀有な才能に恵まれた人、そうでもない人、男性、女性、誰でも患う可能性のある病気なのです。恵まれない家庭環境の人が患うこともありますが、恵まれた家庭環境の人が患うこともあります。哲学的・抽象的なことに関心のある人が患うこともあれば、現実的・具体的なことに関心のある人が患うこともあります。付け加えるならば、この病気は、100人に1人近くの人が患う病気です。この本の読者である「あなた」自身が、もし40歳だとすれば、すでに好発年齢は過ぎているので、この病気を患う確率はかなり低くなっているでしょう。しかし、たとえば「あなた」に10歳代前半以下の子どもや、甥、姪などがいるとしたら、その子たちは、親の愛情を大きく受けたかそうではなかったかにかかわらず、この病気を将来患う確率を1%近くもっているのです。* 決して他人ごととは言えないことをイメージしていただきたく思います。

＊多数の研究を総合すると、統合失調症の生涯有病率は0.7％と見積もられています。つまり厳密にいうと従来から言われてきた「１００人に1人の病気」よりその頻度は若干低いことになります(Saha et al., 2005)。また、男女比についても従来は1対1と考えられてきましたが、より厳密な方法を用いた研究では、男女の罹患率の比は、1.4対1と見積もられ、若干、男性に多い傾向があります(Aleman et al., 2003)。

冒頭の章から、統合失調症が天才を生み出すわけではなく、逆に天才的な才能を持った人が患う病気でもない、ということを強調しました。もしかするとこのメッセージにがっかりされた読者の方もいらっしゃるかもしれません。そうした方は、統合失調症という病気に、「ロマンの香り」、あるいは、鬱屈した現代社会からわれわれを解き放ってくれる「狂気の力」といったものを期待しておられたのかもしれません。実際、医学系の専門家ではなく、人文系の専門家によって統合失調症が紹介される場合には、そうした趣旨で語られることも多いですから。

私自身、人生に「ロマンの香り」は必要で、現代社会の現状を変える「常識を超えた力」も大切だと思っています。ただ、そのことを統合失調症という病気、あるいは、統合失調症という病気を患う人たちに求めることはお門違いであると考えているのです。

これから本書全体でお伝えしていきたいと思う統合失調症のイメージとは、それが「普通の病気」であるということです。ロマン的なものでもなければ、一方で、逆に社会にとって恐ろしいもの、怖いものでもありません。糖尿病や気管支喘息《ぜんそく》と同じような医学的な病気であり、病気であることは本人にとっても家族にとってもつらいことですが、正しい診断のもとに正しい治療をすれば一定程度の回復が期待できる、そういう病気なのです。

ただし、病気の中でもインフルエンザなどの急性疾患とは違い、そして糖尿病や気管支喘息と同様に、統合失調症は慢性疾患の一つです。健康管理や生活習慣などの本人の自助努力が一定の効果はあるものの、そこには限界もあります。しかし、十分な回復が得られない場合でも、病気の症状をもちながら、それとうまく付き合いながら、その中でそれぞれの人が自分らしい人生をみつけていくことができる、そういう「普通の病気」なのです。

普通の大学生の統合失調症

では、具体例をみていきましょう。実例を紹介することはできませんので、著者が治療にあたった複数の事例をもとに創作した事例です。

…………………………………………

大学4年生のA子さんが両親に連れられて精神科を初めて受診したのは23歳の時でした。島根県で生まれ、大学進学までは両親、祖母、2歳年下の弟との5人暮らしでした。父親は地方公務員で、母親は専業主婦でした。高校では、中学校からの親友と共に陸上部に入部、活発で頑張り屋で、クラブ活動では副部長をつとめながら、学業成績も上位を維持していました。内科医の叔母にかわいがられていたこともあったのか、いつしか医学部進学を目指すようになりました。高校卒業後の進路を地元の大学にするのか東京に出るのか迷ったのですが、一度、単身生活をしてみるのもよかろうと思い、関西地方の大学を受験、1年目は受験に失敗しましたが、自宅で勉強を続け、翌年、晴れて合格となりました。両親は、女の子を一人で送り出すことに不安もあったものの、本人の思うようにさせてあげるのが一番と考え、温かく送り出しました。

大学進学後は、大学の近くのワンルームマンションで単身生活を始めました。親からの仕送りと、週2日、夕方からの塾講師のアルバイトで生計をたてていました。運動系のクラブ活動は学業との両立が大変と判断して断念し、英会話のサークルに所属することにしました。

両親が心配していた単身生活もまずまず順調であり、年に二度の帰省の際も、両親から見て特に気になる面はありませんでした。さすがに医学部の勉強は厳しい面もあったのでしょう、

3年生の夏には、実習の厳しさや試験の多さに愚痴をこぼしていました。

大学3年生の冬の帰省時、両親から見て、A子さんの様子がいつもと少し違うように感じられました。いつになく口数が少なく、かといって、学業のことで悩んでいるわけでもなく、「元気がなさそうに見えるけど体調悪いんじゃない?」と尋ねても、「そんなことないよ、大丈夫」と弱々しい返答が帰ってきました。ただこれも、両親が後から振り返ってそう思うだけであり、その時点では、ちょっと疲れているだけだろう、と思う程度でした。

大学4年になって、A子さんの異変にまず気づいたのは、サークルの友人でした。半分自由参加の気楽なサークルとはいえ、それまで、週に何回かは顔を出していたA子さんが、まったく顔を見せなくなったのです。次に異変に気づいたのは、大学の教官でした。4月か5月ぐらいから欠席が目立ち始め、6月にはとうとうまったく授業に出席しなくなってしまいました。

大学生といっても成人ですので、授業に来ないからといって呼び出しの電話や、親に連絡をするということは普通しないのですが、無断欠席が1週間になり、大学の教務から下宿先に電話したものの不通であり、いよいよこれはおかしいと、家族へ連絡を入れたのが6月中旬のことでした。何か事件にでも巻き込まれたのではないかと思い、両親と叔母が本人のマンションにかけつけベルを鳴らしたけれども反応はなく、やむなく、所持していた合鍵を使って部屋の中に入りました。

蒸し暑い季節なのに冷房もつけておらず、窓もカーテンも閉め切られた状態でした。流しやごみ箱に残った食べ残しからでしょうか、異臭が漂っていました。部屋の奥にはパソコンがつけっぱなしで、書類が散乱していました。そして、A子さん本人は、パソコンの前で正座し、しかしパソコンの脇の宙をみて、小さな声でなにかをしゃべり続けていました。

驚いた両親が声をかけましたが、A子さんは怯えた表情で両親に目をやり、そしてすぐにまた宙に向かって独り言を始めるのでした。唇は渇き、髪もボサボサでした。服は少なくとも数日は着たままで、食事もまともにとっていない様子でした。

両親は動転しながらも、すぐに病院に連れていかなければならない緊急事態であると判断し、精神科のある総合病院に連絡しました。「病院へ行こう！」と促してもA子さんは上の空で独り言を続けるばかりでしたので、両親が抱きかかえるようにして、車に乗せ、叔母が車を運転、そして、精神科の初診となったのです。

その日の担当だった筆者がA子さんを診察することになりました。私は、まずA子さんに自己紹介をし、話しかけましたが、A子さんは、小声で独り言を繰り返すばかりでした。診察中、何かに怯えるように急に立ち上がりそうになるので、診察に同席した家族がそれを制止しなければなりませんでした。

私は、A子さんの状態と、両親から伺ったこれまでの経緯から、統合失調症の診断をまず考えました。しかし、他の診断もいくつか考えられるため、可能性としての診断をいくつかご家族に伝えました。診断はともかく、現状、家に帰ってもらうことはとても無理な状態でしたので、精神科への入院の必要性を本人とご家族に説明しました。そうした説明の間もA子さん自身はやはり独り言に没頭し、医師の説明を聞いているようではありませんでした。そこで入院へのご家族の同意を得た上で、しかるべき手続きを踏み、精神科病棟に入院してもらうことになりました。

ご家族の気持ちを推し量るに、元気で大学生活を送っていると思っていた娘が、突然こんなことになり、やっとの思いで病院に連れてきたら、即日、入院が必要と言われ、胸が張り裂けるような気持ちだったでしょう。しかし、それでも、今は本人を入院させることが最善と判断し、両親は入院に同意されたのです。

入院してからは、A子さんにとってつらい日々でした。精神科の症状もですが、まず、医師である私は、A子さんの身体の状態が心配でした。何日もまともに飲食ができていないし、それに、統合失調症のように見えて、実は、脳炎などの身体の病気の可能性もあるので、診断のための採血などの検査や、栄養と水分補給のための点滴をしなければなりませんでした。また、第6章で詳しく述べますが、統合失調症の治療では、抗精神病薬と呼ばれる薬を服用することが何より大切になります。こうした薬も、一日2回、服用してもらう必要がありました。採血検査や点滴を受け、薬を飲む、こうしたことは誰にでもできるごく簡単なことのように思えるかもしれません。しかし、統合失調症という病気では、自分が治療を受けなければならない状態にあるという感覚(このことを「病識」と言います)が、弱くなったり失われたりしてしまうことがあるのです。そして、治療のために尽くしてくれる医師や看護師が、自分の助けになってくれる人とは見えず、場合によっては自分に毒を盛ろうとしたり殺そうとしたりしている人たちであると、病気のせいで思えてしまうのです。そういうわけで、点滴を受け、薬を飲み、そして食事を口に運ぶ、というごくごく普通のことが、A子さんにとっては、とてつもない苦しみだっただろうと想像できるのです。

統合失調症の薬は残念ながら万能ではありません。その効き目には個人差が大きいのです。幸いA子さんの場合は、薬の効果は比較的よいほうで、入院して数日すると、夜よく眠れるようになり、入院前はきっとほとんど眠れていなかったのでしょう、昼寝も十分にできるようになってきました。2週間ほど経つと、独り言も消え、医師や看護師と会話ができる程度になってきました。

この時点になるまでに、医師である私はA子さんの心の内面を本当はもっと詳しく聴きたかったのです。けれども2週間たつまではその術《すべ》がありませんでした。話しかけてもA子さんは独り言に没頭し、コミュニケーションをとれる状態ではなかったからです。私が、ご本人の話をよく聴きたいと考えていた理由は、ご本人と心を通じ合わせることや、ご本人のこれまでの悩みを聞いてそれに共感的に接したい、ということもありますが、それだけではありません。これは、精神科医の専門家でない人からは時々驚かれることですが、精神科医が患者さんの話を詳しく聴く理由は、患者さんの話の中に特定のパターンの症状を見つけ出して、診断の根拠としようと考えているからなのです。

入院して2週間がたち、ようやくその機が熟し、A子さんが語ったことは、「振り返ると、去年の12月ごろから、クラスの同級生の話し声が自分のことを言っているのではないかとなんとなく気になりだし」、「2月ごろから、家にいても数名の人が自分の行動についてひそひそ話しているような声が聞こえるようになり」、「そうした声が6月に入ってますます頻繁になるようになり」、「なぜかはわからないけれども、自分のことが皆に知れ渡っていて、例えばTVでも自分のことを言われているような気がするようになっていた」とのことでした。

その時点では、検査の結果、脳炎など、統合失調症に似た症状を示すことのある身体の病気ではないということはわかっていました。そのため、A子さん自身の内面を聞いた上で、私は、それまでは暫定的な診断名であった統合失調症という診断を確定診断とし、病名もお伝えし、この病気についてご本人、ご家族に知っておいていただきたいことを、時間をかけて話す機会をもったのです。私がA子さん、そしてご家族にお話しした内容は、この本の内容の要点部分にあたります。

統合失調症という病気には、世間の誤解も多く、その病名を聞くだけでショックを受けてなかなかその病名を受け入れることが難しい方もおられます。ただ、A子さんもご両親も私の説明を受け入れて下さり、今後の生活や進路について相談していこうということになりました。全体では、入院期間は2か月になり、退院後はいったん実家へ戻り静養、実家近くの精神科医に紹介し、通院で治療を続けていただくこととしました。大学はしばらく休学し、今後の進路は、病状の回復も見ながら長期的に考えていくということで、ご本人、ご家族、主治医である筆者、担当した看護師、担当した精神科ソーシャルワーカー(精神科を専門とするケースワーカーのこと)で合意しました。

以降、A子さんの消息については、私は長く知ることがありませんでしたが、初診から10年後、ご本人からお手紙をいただきました。ご結婚されたとの報せでした。初回の退院後、自宅での療養中には入院時のような症状は無くなっていました。しかし、復学を考え始めたころから「声が聴こえる」症状が続く時期がもう一度ありました。それでA子さんは退学を決断されたとのことでした。A子さんにとってもご家族にとっても大きな決断でしたが、病気を治療しながら単身生活で厳しい学業を続けていくことは困難と判断されたのでしょう。その後、A子さんは地元の大学に再入学し、心理学を学び修士課程まで終え、カウンセラーとしての一歩を踏み出されました。そして、よき伴侶にも出会われたようです。相手の方には、自分の病気のことも伝え、理解してもらえたとのことでした。念のために、少ない量で薬は続けているとのことでした。

もう一度、『ビューティフル・マインド』について

本章の最後にもう一度、映画『ビューティフル・マインド』について振り返ってみましょう。この映画の中で、皆さんに是非、注目していただきたいシーンがあります。あまり詳しく話すとネタバレになりますので、概略だけお話ししますが、この映画の中盤で、ナッシュ氏は、ある組織から狙われ、どんどん追いつめられていくのです。そこまではナッシュ氏の視点、つまり「主観的視点」の映像です。ところが映画のある時点で、この「ナッシュ氏視点」の出来事が、ナッシュ氏の妄想に過ぎず、現実にはそういったことがまったく無かった、ということが明らかにされます。その時点で、映像は、他者がナッシュ氏を見る視点、つまり「第三者視点」に切り替わるのです。この切り替えは、映画などの映像芸術ではよく使われる技法なのですが、まさにこの技法が、統合失調症という病気の核心の部分を摑んでいるのです。すなわち、「本人が見ている世界」と「現実の世界」の大きな違いであり、このことが、第2章で説明する、統合失調症の代表的症状である幻覚や妄想の特徴でもあるのです。

精神科病院では強制入院ということが行われているのをご存知の方も多いでしょう。制度の名称としては、正確には、医療保護入院、あるいは、措置入院という名称になりますが、要するに本人の意に反する入院のことです。精神科への入院も多くの場合は、任意入院と呼ばれる本人の同意に基づく入院ですが、入院の必要性があるのに精神科の病気のためにその判断能力を失ってしまっている場合、本人の自由意志に基づかない入院を日本の法律は許容しているのです（というか世界中のどの国でも許容しているのです）。

本人の意に反する入院をしていただくわけですから、外出制限を行うこともあります。内科の病気などで病院に入院された経験があればそのことを思い出していただきたいのですが、病院への入院というのは、原則として本人の自由意志で行うものです。ですので、精神科での強制入院や外出制限は人権侵害ぎりぎりのところで行われているとも言えるのです。なぜ精神科ではそのような特殊なことが行われているのか、非人道的で前近代的ではないか、という批判が聴こえてきそうです。実際、過去をさかのぼると、本人の意に反した強制入院が過剰に行われていた時代がありました。現在ではそのような反省のもと、強制入院が過剰にならないように、精神保健福祉法という法律でその運用が詳細に定められています。

それでもなお、医療保護入院や措置入院といった、本人の意に反する入院形態が制度上必要となる最大の理由は、統合失調症が持つ特有の症状、すなわち本人が見ている世界と現実の世界の乖離ということが起きるからなのです。現実から遊離した状態にある本人の判断にすべてを委ねることは、むしろ本人のためにならず、場合によっては本人の生命を危険に晒すという判断から、精神科の治療には、こうした入院手続きが認められているのです。

第2章　統合失調症の症状

では、ここからは、統合失調症の代表的な症状について解説していきます。まず、前提として、「症状」と「病名」の関係を述べておきます。統合失調症というのは病名です。一方で、これから説明する幻覚や妄想は症状です。医師は、診察に来られた人をみて、いきなり統合失調症という病気があるかどうかを判断するのではありません。医師が判断するのは、個別の症状です。どの症状がありどの症状が無いということを判断し、それらの持続期間などの情報も組み合わせ、公式の診断基準に照らし合わせ、統合失調症という病名に相当するかどうかを判断するのです。多くの医学疾患の場合、症状に加え、検査所見が診断には重要となります。たとえば糖尿病の診断には、口渇《こうかつ》などの自覚症状も参考にしますが、主には血糖値などの検査所見によって診断の有無が決まります。ところが、統合失調症の場合、脳に明らかな損傷を持つ病気の除外診断ということを除いては(第4章で解説)、診断基準には検査所見が含まれていません。統合失調症の診断は、もっぱら本人が言葉や態度として表現したことに基づき、検査データは参考にしないのです。検査データを参考にしない理由は、統合失調症の原因が未解明なため、参考にできる検査データがそもそも存在しないからです。

ということは、統合失調症という病名は、ほぼ、症状の集まりで定義されているともいえます。統合失調症という病名は、少なくとも現状では「こういった症状が組み合わさった状態を統合失調症と呼ぶことにする」という決まりごとに過ぎないことになります。ということは「統合が失調するとはいったいどういうことだろう」などと哲学的・抽象的に考えても、この病気を理解する上では何の意味もないことになります(統合失調症という病名については、第7章の歴史のところでもう一度、振り返ることにします)。

ですので、統合失調症について知るには、ここから述べる症状について知ることが大事だということになります。ここからは統合失調症の代表的症状である幻覚、妄想、さらには陰性症状、それ以外の症状、気分症状、認知機能障害について解説していきます。

幻覚

実際に目の前にいない人が見えたり、そこにいない人の声が聴こえたりすることを、幻覚と呼びます。視覚体験としての幻覚は幻視、聴覚体験としての幻覚は幻聴と呼ばれます。幻視がみられる精神科の病気としては、アルコール依存症の人が急にアルコールをやめたときなどにみられる「せん妄」があります。壁に虫が這っているようにみえるなどの体験で、本人は怖くて暴れたりすることもありますが、後になると記憶に残っていないことも多い、そういう状態です。これに対して、統合失調症にみられる幻覚の場合には、幻視よりもはるかに幻聴のほうが多いのです。幻聴の中でも、物音や動物の声などよりは、人の声の場合が多いことも統合失調症の特徴です。幻聴の内容は様々ですが、自分自身を非難したり攻撃したりしてくるものが多く、本人にとっては大変な苦痛となります。

幻覚は、それを体験している本人がこれは幻覚だと気づいている場合と、気づいていない場合があります。自分が病気であること、あるいは、自分の症状が病気の症状であることへの気づきのことを、専門用語では「病識」と呼びます。統合失調症の場合、幻覚への病識が保たれていないことが多く、ご本人は、自分を非難する声を本当の声だと感じ、幻聴によって「死ね！」と命令されて自殺を試みる、といったことさえ起きます。ただ、治療が続く中で、多くの患者さんは、幻覚に対する病識が生じてきます。「幻聴が苦しいので、幻聴が強い時のための頓服薬を処方してください」とおっしゃる患者さんも多いのです。治療者は、第６章で説明する薬物療法などによって、幻覚が消えることを目指します。しかし、治療効果が不十分で幻覚が仮に残ってしまったとしても、幻覚に対する病識が芽生え、「幻聴はひどいことを言ってくるけれどそれは病気の症状なので気にしないようにしています」などというかたちで現実と切り分けられるようになれば、治療としては大きな前進であると考えます。

また、統合失調症の幻聴の場合、「音」や「声」としての性質がはっきりしないことがあります。「悪口を言う声が聞こえるのですよ」という患者さんに対して、「それは、どんな声ですか？　怒鳴り声ですか？　男の人の声ですか？　どちらの方向から聞こえますか？」と質問した場合、「小学校のときの同級生の声で、背後からささやくように聞こえるのです」といった返事が返ってくることもあれば、「ぼんやりしていてよくわからないのです。声のようでもあるし、言葉が頭に浮かんでくるようでもあるのです」といった返事が返ってくることもあります。

妄想

「怪しい人物が自分のことをあれこれ嗅ぎまわっているようだ。夜中に物音がするので警戒して窓の外をずっと見張っていたら、茂みのところでがさがさっと音がして誰かが去っていった。自分の家の中の様子まで知っているようで、ネットの掲示板に自分への当てつけがコメントされていた。」

このように、見張られている、何気ない出来事が自分に関係している、他者が自分に危害を加えてくるといった妄想が、統合失調症には特徴的です。これらはそれぞれ、注察妄想、関係妄想、被害妄想と呼ばれますが、一連のものとしてみられることも多いです。また、「物音がした」、「自分のことを誰かが噂していた」、「茂みの中に誰かがいた」などの訴えの場合、それが、幻覚による二次的なものなのか、そうではなくて、幻覚とは関係なく、妄想だけが単独で生じているのか、判断が難しいことも少なくありません。また、統合失調症では幻覚と妄想が同時に起きることも多く、幻覚妄想状態という専門用語で呼ばれています。幻覚妄想状態とほぼ同じ意味の言葉が「精神病状態」です。「精神病」という言葉には誤解も多く、次節で再度考えることにします。

なお、妄想には、自分は高貴な家系の子孫であるといった血統妄想や、自分は画期的な発明をしたといった誇大妄想がみられることもあります。第3章で述べる「経過」との関係でいうと、急性期には、注察妄想、関係妄想、被害妄想などが中心で、急性期を過ぎた慢性期でも妄想が続く場合には、その内容が被害妄想のままだったり誇大妄想に移行したり、個人によって様々です。

　また、こうした妄想の中には、特に「自我障害」と呼ばれているいくつかの症状があります。たとえば「自分の考えが、考えると同時に、他の人々、場合によっては世界中に知れ渡っている」という確信は「思考伝播《でんぱ》」という特別な症状名で呼ばれています。また、自分の行動は自分の意志ではなく、他者の意志でコントロールされている、操られている、という独特の体験は「させられ体験」と呼ばれます。他人の考えが吹き込まれるという「思考吹入《すいにゅう》」や、自分の考えが抜き取られるという「思考奪取」と呼ばれる症状もあります。これらの症状はいずれも、自分と外界の境界があいまいになっているために生じているという見方もできることから「自我障害」という名称でまとめられているのです。これらの症状を妄想とは区別する専門家も妄想に含める専門家もいます。

　一見するとこれらの症状は、誰にでもありそうなことだと思う方もいるかもしれません。たとえば「思考吹入」について考えてみましょう。自分が考えていることは自分自身の考えであるのは当たり前のことです。しかし、よくよく考えてみると、自分自身の考えと思っていることであっても、たまたま最近誰かに聴いた意見を自分の意見だと勘違いしていることもよくあることです(少なくとも私自身は、そういう間違いを何度もしています)。そもそも、私たちが持っているほとんどの考えや意見は、私たちそれぞれが受けた教育や育った文化の中で決まってくるものですから、「自分自身の思考など誰も持っていないのだ」と、哲学者のように語ることさえできるかもしれません。しかし、統合失調症の症状としてみられる「思考吹入」はそういうことではないのです。患者さんは文字通り、「考えが吹き込まれる」という体験をするのです。そういう体験をしたことのない私たちは、自分自身の経験に引きつけて、「こういう意味で、比喩としておっしゃっているのですか」などと質問するなどして、この症状を理解しようと試みるかもしれません。しかし、患者さんの答えは、「いや、そういう(比喩的な)ことではなくて、実際に考えが吹き込まれるのです」というものなのです。

「精神病」という用語

「精神病」という用語は統合失調症について理解する上でとても大事な言葉なのですが、誤解も多いので、ここで解説しておきます。皆さんは「精神障害」、「精神疾患」、「精神病」という言葉の区別ができているでしょうか。実は、前者二つ、つまり「精神障害」と「精神疾患」の違いは、たいしたことではありません(専門家同士の議論ではこの違いにとてもこだわることはあるのですが、本書で私はあえてこの点を問題にしません)。本書では、これら二つを、より平易な言葉で「精神科の病気」と表現しています。しかし、「精神病」というのはまったく違う概念です。この点は、専門家でない方にも、是が非でもご理解いただきたく思います。この本全体で一番大事なメッセージの一つです。

「精神障害」や「精神疾患」が、精神科が扱うすべての病気の総称であるのに対して、「精神病」というのは、様々な精神科の病気にみられる様々な症状のうちの特定の症状を指す言葉です。「精神病」というのは簡単に言えば「幻覚」や「妄想」のことなのです。「精神病」という言葉は、病名のように聞こえて紛らわしいのですが、これは病名ではなく症状です。より正確に言えば、幻覚、妄想といった複数の症状の組み合わせであり、しかし病名ではありませんので、症状群(医学では、こうした症状の集まりのことを症候群という言い方をします)ということになります。*

＊さらに細かいことを言うなら、本章の後半で述べるように、公式診断基準の一つであるDSM-5では、表2―2(42頁)に記した統合失調症の診断基準のA基準を「精神病」としています。この定義では、幻覚や妄想以外の症状も、精神病の有無の判定に影響します。つまり定義によって若干の違いはあるのです。それでも、幻覚や妄想を重要視していることは、現在広く用いられている「精神病」についてのすべての定義で共通しています。

一方で精神科の病気の全体を見渡せば、幻覚や妄想がみられない人のほうが圧倒的に多いわけですから、「精神病」とは様々な精神科の病気の一部のみにみられる「症状の集まり」であるということを是非、ご理解ください。

また「精神病」は精神科の病気の代表でもなければ、重い精神障害という意味でもありません。第7章で解説するように、過去の歴史をさかのぼれば、精神病や統合失調症という言葉が重い精神疾患を指す用語として用いられたこともあったのですが、時代が変わり、概念の用いられ方も変わりました。実際には、うつ病の場合に、軽症の抑うつ気分を持つ人から重症の抑うつ気分を持つ人までいるのと同じように、統合失調症でも軽症の精神病症状(つまり幻覚・妄想)を持つ人から重症の精神病症状を持つ人までいる、それだけのことです。「精神病」という何となく重苦しい意味を背負ってしまった言葉に、特別に重いものを読み取らないでいただければと思います。

後ほど、治療のところ(第6章)で述べますが、うつ病のうつ状態(抑うつ気分や興味・関心の喪失)と統合失調症の精神病状態(幻覚や妄想)を区別する最大の意義は、どちらのほうが重いとか軽いとかということではなく、治療方針(特に、どのタイプの薬が効果的かの判断)が異なってくるからという、それだけのあっさりとした理由なのです。もっと具体的に言えば、うつ状態であれば、脳内物質であるセロトニンの働きを調整するタイプの薬が効果的で、精神病状態であれば、別の脳内物質であるドパミンの働きを調整するタイプの薬が効果的である、という実践的判断に、症状の分類や診断はつながっているのです。

「精神病」という言葉は英語の psychosis（サイコーシス）の訳語です。現在、WHO（世界保健機関）が医学疾患の診断基準を全面的に見直す時期であり（ICD-10と呼ばれるWHOの国際疾病分類が次の版のICD-11となります）、日本精神神経学会が中心となって、精神科の専門用語の日本語訳の見直しを行っています。その中で psychosis の日本語訳を「精神病」ではなく「精神症」にしてはどうかという意見も出されています。本書が出版されるころにはその答えは出ているでしょう。筆者自身は「精神症」案に賛成しています。精神病でも精神症でも同じようなことではないか、という意見もあるのですが、どんなかたちであれ名前が変わることで、皆さんに「なぜ名前が変わったのだろう?」と多少は疑問に思ってもらえるでしょうし、そうすれば、「精神病」という言葉に重い意味はなく、高血圧、高血糖、めまい、腰痛などと同じような、単なる症状の「名前」であると気づいていただくきっかけになるでしょうから。

このような訳語の変更が行われるまでは「精神病」という用語はどうしても病気の名前であることを連想させてしまいます。そこで本書では多くの場所で、psychosis に相当する日本語として「精神病状態」という言葉を用いています。

「精神病」の説明仮説

では、精神病(くどいですが、つまり幻覚や妄想のこと)はなぜ起きるのでしょうか。答えは「不明」です。専門書であればそのように書くのが正解なのですが、本書は、統合失調症という病気について初めて学ぶ読者の方に、この病気のイメージをもってもらうことを目的としています。ですので、この本の前半部分にあたるこの章で、統合失調症の代表症状である幻覚や妄想がなぜ起きるのかについての、説得力のある仮説を紹介しておきましょう。

明らかな幻覚や妄想が始まる前の段階に何が起きているのかを知ることは、その手がかりになるかもしれません。そういう観点から、過去の優れた精神科医(たとえば第7章で紹介するドイツの精神科医、カール・ヤスパースやクルト・シュナイダー)は「妄想気分」と呼ばれる、妄想の萌芽のような体験に着目してきました。妄想気分とは、完成された妄想とは違って、何が起きているのかを具体的に言葉で述べることはできないけれども、世界がこれまでとは違う異様な感じがする、という独特の不安です。これまでは特に意識することもなく眺めてきた世界が、本人にとっては特別の意味を持つかのように感じられてくるのです。

優れた観察力を持った先人が気づいたこの観察を、脳科学の言葉で現代風に述べたものが、異常セイリエンス仮説(aberrant salience hypothesis)と呼ばれる仮説です。

Salience(セイリエンス)という英語は、顕著性などと訳されることもありますが、日本語の定訳はまだありません。われわれが日常聴く音や目に飛び込んでくる視覚刺激などは、私たちにとってはそのほとんどはバックグラウンドにあって、気にすることはありません。私たちはたくさんの刺激の中からその一部にだけ注意を向けているのです。音や視覚刺激は、それぞれが、私たちにそれと気づかせやすくする目立ちやすさを、それぞれに違った程度で備えています。このことをセイリエンス、顕著性と呼びます。ただしセイリエンスは、そのものやその刺激単独で決まるのではなく、周囲のものや刺激との関係で決まります。たとえば、静かな街路に突然響く悲鳴は非常に高いセイリエンスを備えているといえます。私の住む京都の夏の風物詩である五山送り火は、町の店舗が照明を落としてくれないと、セイリエンスが低くなってしまいます。私たちは、セイリエンスの高い事物には注意を向けやすくなりますが、そうでない事物には注意を向けにくくなります。

このようにセイリエンスは、事物そのものの性質(目立った色や聞きなれない音など)、およびその周囲の事物との関係によって決まるわけですが、事物へセイリエンスを付与する役割を果たしているのが、私たちの脳であり、特にドパミン神経系である、ということが明らかにされてきました。ドパミン神経系の活動によって、外界刺激にセイリエンスが付与され、私たちにとって意味を持つ重要な刺激となるのです。

ドパミン神経系のこの働きは、私たちの環境の中から、重要なものだけに注意を向けさせるという点において、私たちの生存に必須の機能といえるでしょう。もしドパミン神経系の働きが失われてしまったら、私たちの五感はこれまで通り外界の事物を感知しますが、あらゆる事物は私たちにとって大事なものではなくなってしまい、私たちは、無関心状態に陥ってしまうでしょう。これはアパシーと呼ばれている症状です。

ただ、ここで考えてみたいのは、ドパミン神経系の働きが失われた場合ではなく、逆に過剰になった場合です。ドパミン神経系の働きが過剰になると、本来セイリエンスが低くあるべき事物のセイリエンスが上昇してきます。するとどうなるでしょうか。

・・・・・・・・・・・・・・・・・・・・・・・・・・・・・・

私は今、比較的静かな屋内でこの本を書いていますが、私のドパミン神経系の働きが何らかの病的な理由で過剰になると、窓の外の車の疾走は原稿を書く私の作業を妨害し、私にとって大きな意味を持つ物音として私の耳に飛び込んでくるかもしれません。鳴りやむことのない車の疾走音は、私の執筆作業への嫌がらせという「私にとっての重大な意味」を帯びてくるかもしれないのです。こうした「妄想気分」は、次第に「私の仕事をことさらに邪魔するために騒音をたてる悪意を持った人々が存在する」という「妄想」へと移行するかもしれません。

幻覚の発生については、妄想ほど明確には行きませんが、以下の二通りのシナリオが考えられます。

……………………………………………………

（シナリオ1）屋外では、街路を歩く人の話し声がかすかに聞こえます。いや、それは実際には声ではなく、風が街路樹をゆらす音なのかもしれません。しかし、私にとっては特別な意味をもたないかすかな声あるいは音も、それらの声や音のセイリエンスの上昇のもとでは、私にとって重大な声に感じられるかもしれません。そしてそれは、私の執筆作業を妨害するために、私に悪意を持った何人かのグループが、次の攻撃の段取りを相談している打ち合わせの声に聞こえるかもしれません。

（シナリオ2）私に悪意を持ったグループがいるのではという疑念が浮かんだ私は、頭の中で彼らの会話を想像します。私の頭の中での想像はそもそも私自身の考えのはずなのですが、この私の中での考えごと自体に異常に高いセイリエンスが付与されると、それはもはや頭の中での想像というにははっきりとしすぎていて、外部からの実際の声として私には感じられるかもしれません。

こうして「幻覚」が発生してきます。

興味深いことに、統合失調症の幻覚や妄想には、ドパミン神経系の働きを抑える薬の効果があることが分かっているのです（第6章で詳しく解説します）。このことから、統合失調症はドパミン神経系の異常によって起きる病気であるという「ドパミン仮説」が登場し、現在、ドパミン仮説は、原因不明な病気である統合失調症の説明仮説としてもっとも有力な仮説と考えられています。異常セイリエンス仮説は、ドパミン仮説をさらに発展させ、なぜ、ドパミン神経系の働きがおかしくなると幻覚や妄想が起きるのかを説明する仮説と言ってよいでしょう。先に述べたように優れた臨床医は古くからこの考えに到達していましたが、これを脳科学の言葉に落とし込んだのが、当時トロント大学にいた精神科医シティジ・カプアです（Kapur, 2003）。

カプアがこの仮説を提唱した時点では、ドパミン神経系は、私たちにとって報酬となりうる刺激の認知に重要ということが定説でした。その後、ドパミン神経はすべてが同じことをしているのではなく、一部のドパミン神経は、私たちが嫌悪・忌避するような刺激の認知にも重要ということがわかってきました。統合失調症の初期の幻覚・妄想は、自分を攻撃してくるような内容のものが多いので、ドパミン神経系に関するこのような新たな知見によって、異常セイリエンス仮説は、統合失調症の幻覚・妄想(すなわち精神病状態)を説明する上で、提唱された当初よりさらに説得力を増してきているのです(Howes and Nour, 2016)。

もっともこの仮説で統合失調症のすべてがうまく説明できるわけではありません。そもそもなぜ、20歳代の前半を中心とした人生の比較的限られた時期に幻覚・妄想が生じてくるのかは未解明です。第5章で述べるように、どのような人が統合失調症になりやすいのかはほとんどわかっていないわけですから、どうして100人中1人の人だけにこうした症状が起きるのかもわかっていません。幻覚は幻視や幻聴など五感のいずれに生じてもよいはずなのですが、どうして統合失調症では、幻聴が特に多いのかもわかっていません。ただ、病気の起きる仕組みについてほとんどわかっていない統合失調症において、異常セイリエンス仮説は、その中心的症状の説明に加え、なぜ特定の薬が効果的なのかも説明する説得力のある仮説と言ってよいでしょう。

陰性症状

第3章で紹介する急性期を過ぎて幻覚や妄想が目立たなくなったとき、自発性が低下し、重い場合には終日臥床して過ごすといった状態がみられることがあります。また、感情表出が乏しくなり、喜ばしい体験に対しても、逆に不安な体験、つらい体験に対しても、生き生きとした表情がみられなくなることがあります。先に説明した幻覚や妄想は、それまでなかった症状がみられるようになったという意味で陽性症状とも呼ばれますが、それに対して、ここで述べているような症状は、それまでできていたことができなくなる、という意味で「陰性症状」という専門用語で呼ばれます。

陰性症状は、陽性症状以上に、われわれの普通の体験との区別が難しいことが多くなります。第1章で紹介した患者さん(A子さん)の場合もそうですが、急性期に入院というつらい体験、また消耗する体験をした後では、意欲がすぐに湧いてこないのは当たり前のことではないでしょうか。また、病気によって就労が中断し、すぐに次の就職先もみつからない状態では、引きこもりがちの生活になることも、これも当たり前のことではないでしょうか。また、陽性症状の治療として服薬している薬は、一定程度の鎮静作用（心を落ち着かせる作用）がありますから、その影響で、むしろ活気がなくなってしまうということもあります。このように、そういう状況におかれた人であれば、たしかに元気がなくなって当然だろうという場合もあり、そのような状態は「二次性の陰性症状」と呼ばれることもあります。しかし、他の要因の結果として二次的に生じたというだけでは説明できない程度に意欲低下が著しい、それが長引く、感情の変化が以前と比べ極端に減ってしまった、ということがあり、これらは、統合失調症という病気そのものの症状と考えるほうが妥当なのです。こうした場合は「二次性の陰性症状」ではなく「一次性の陰性症状」あるいは単に「陰性症状」と呼ぶことになります。

治療者の立場からは、なんでもかんでも「一次性の陰性症状」と決めてかかることを慎みつつも、一方で、この病気には、環境や状況の結果としては説明できない陰性症状という「病気の症状」がある、ということも理解して、それぞれの患者さんの理解を心がけていくことになります。

それ以外の症状

幻覚と妄想は幻覚妄想状態（精神病状態）という一つのまとまりをなします。一方で、陰性症状という症状があることも紹介しました。この他に、解体症状と呼ばれる症状があります。解体症状とは思考・発話が脈絡やまとまりを欠くようになることで、極端な場合には、たとえば、単語が意味的脈絡や論理的脈絡をまったく欠いたまま並び発話される「支離滅裂」あるいは「言葉のサラダ」と呼ばれる症状として現れます。解体症状は言語だけでなく行動面にもみられることがあります。たとえば、目的や意図が周囲からはわからない収集癖によって部屋がごみ屋敷のようになる場合などがそれに該当します。

また、頻度は比較的稀ですが、「緊張病症状」という症状もあります。これは活動性の極端な亢進と逆に活動性の極端な低下という、相反する二つの状態が併存する特殊な状態です。活動性の亢進と低下というだけではそんなことは誰にでもあるではないかと感じられるかもしれませんが、そうではありません。緊張病の興奮は、他人から見ると何の脈絡もない著しい興奮で、数人の人間で制止しようとしても制御不能なほどであり、この場合には本人にとっても周囲にとっても大変危険な状態となります（緊張病性興奮）。一方で、その同じ人が、行動をまったく止めてしまい、不自然な姿勢で自発的にはまったく動かず、外部から手や足を動かすとその姿勢のままで止まってしまう（カタレプシー）など、極端な活動性の低下に至ることがあるのです。

以上述べてきた幻覚・妄想、陰性症状、解体症状、緊張病症状は、次節で述べる統合失調症の診断基準に含まれている症状ですが、診断基準には含まれていないけれども、解体症状や緊張病症状よりむしろ頻度の高い症状として、気分症状があります。気分症状とはすなわち、うつ状態や躁状態のことです。気分症状がみられる精神科の病気の代表はうつ病や双極性障害ですが、気分症状は様々な精神科の病気に広くみられる症状であり、統合失調症でも頻繁にみられるのです。

特にうつ状態は、まだ統合失調症の診断に至らない、病気が始まる前の段階(第3章で紹介する前駆期)でも頻度が高いため、このような状態で精神科を受診した場合、初めはうつ病と診断されていて、後になって統合失調症に病名が変更されることもあります。また、うつ状態は、幻覚・妄想の活発な時期(第3章で紹介する急性期)が終わった直後にみられることも多く、この場合「精神病後抑うつ」という言葉で呼ばれることもあります。

最後に、これも診断基準には含まれていないのですが、認知機能障害と呼ばれる症状があります。認知機能とは記憶力や判断力など知的機能のことですが、認知機能障害を来たす病気と言えば、認知症疾患の一つであるアルツハイマー病が挙げられるでしょう。統合失調症の認知機能障害の場合、その程度はアルツハイマー病に比べると軽く、また個人差が大きいため認知機能障害を示さない人もいます。統合失調症の認知機能障害を研究した多数の研究を見比べたところ、どの認知機能も比較対照群に比べて低いのですが、その効果サイズはおよそ0.5〜1.5の範囲にあります(Schaefer et al., 2013)。ちなみに、効果サイズとは差の大きさを見積もる統計学用語で、2つの群の比較の場合、両群の平均値を引き算した値を対照群の標準偏差で割った値のことです。統合失調症を持つ人の認知機能障害の程度がどの程度であるかをイメージしていただくために、効果サイズの値が1の場合、たとえば統合失調症群を100名検査し、対照群を100名検査し、その両群の認知機能の分布をグラフにするとどのようになるかを概念図で示します(図2—1)。

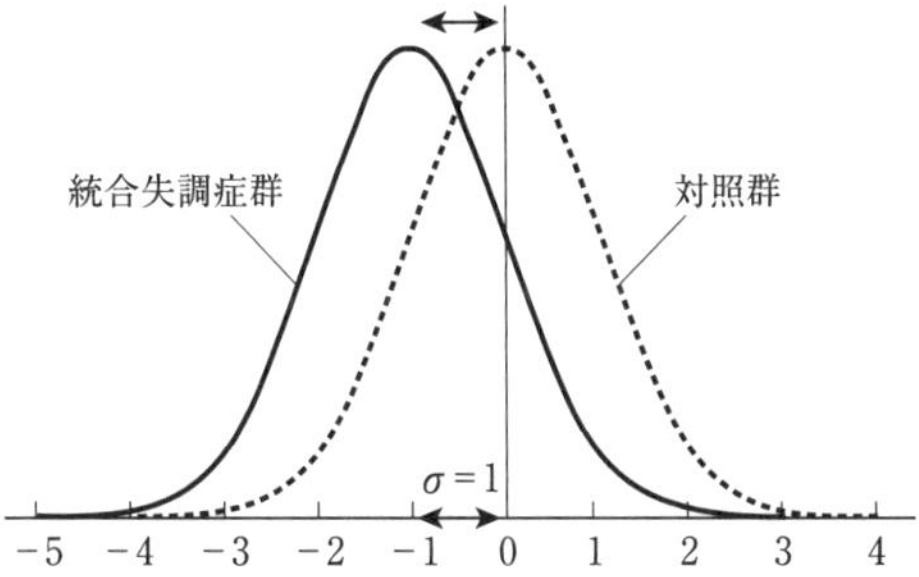

図 2-1　統合失調症の認知機能障害

　この図からは、たくさんの人の平均値としてみれば、統合失調症を持つ人のほうが、統合失調症を持たない人よりも認知機能は低いけれども、統合失調症を持つ人であっても健康な人の平均値を超えている人も一定程度いる、ということが読みとれます。第1章でジョン・ナッシュ氏のことを話題にしたときに、この病気を持ちながら知的活動においてノーベル賞を受賞するほど知的活動において他者に抜きんでることはかなり難しいけれども、社会において活躍している人はたくさんいる、ということを述べました。その根拠の一つは、統合失調症で生じるこのような認知機能障害の分布パターンにあります。

表2-1 統合失調症の症状

幻覚・妄想
陰性症状
解体症状
緊張病症状
気分症状(特にうつ状態)
認知機能障害

このように認知機能障害は個人差があり、またその程度は軽いものです。しかし、それでも、たとえば「集中力が続かない」、「二つのことを同時に行うことが難しい」など、病気が始まる前であれば行えていたことが困難になるため、幻覚・妄想が薬物療法などにより軽快した後、認知機能障害こそが、学業への復帰や復職の最大の妨げとなることがあるのです。

表2―1に統合失調症の症状を再掲しました。これらの症状がすべて一人の人に起きるわけではありません。特に、解体症状や緊張病症状は頻度が高くないので、起きない人のほうが多いのです。また、陰性症状や認知機能障害がほとんど起きない人もいます。とはいえ、ある程度これらの症状がまとまって起きることがあるため、「統合失調症」という一つの病名で呼ばれているのです。では、どうして、表2―1のような症状がまとまって生じてくるのでしょう

か。過去多くの研究者や臨床医が、このことの答えを模索してきました。先ほど、幻覚・妄想については、異常セイリエンス仮説のように、それなりに説得力のある説明仮説があることを述べました。しかしながら、幻覚・妄想に加え、それ以外の症状が、どうして統合失調症という病気を持つ同じ人に生じてくるのかについては、ほとんど答えが出ていないのです。

公式な診断基準での症状の定義

精神医学の分野で広く用いられている公式の診断基準には、アメリカ精神医学会が作成したDSM–5という診断基準とＷＨＯが作成したICD–10（間もなく改訂されICD–11となる予定）というものがありますが、そのうちDSM–5では、統合失調症の症状を、1．妄想、2．幻覚、3．まとまりのない発話、4．ひどくまとまりのない、または緊張病性の行動、5．陰性症状、と定義しています。これら5つのうち、幻覚、妄想、まとまりのない発話の3つのうちのいずれか1つがあることは、統合失調症の診断に必須であり、また、5つのうち2つ以上の症状があることが必須とされています。その上で、それぞれの症状は、1か月の間ほとんど存在することが診断に必要と規定されています。これが、DSM–5の統合失調症診断のＡ基準（表2—2）であり、これに加えて、仕事、対人関係などの日常生活の能力の低下（Ｂ基準）、症状の持続性

表 2-2　DSM-5 の診断基準の A 基準

1. 妄想
2. 幻覚
3. まとまりのない発話
4. ひどくまとまりのない，または緊張病性の行動
5. 陰性症状

注：上記のうち 2 項目以上が 1 か月の間ほとんど存在し，かつそのうち 1 つは 1-3 のいずれかである場合，DSM-5 の統合失調症の A 基準は満たされる．DSM-5 では，この基準を満たす状態を「精神病状態」とみなしており，精神病状態について先述した定義（ほぼ，幻覚妄想状態のこと）とはやや異なる．このA基準を満たしたうえで，その他のいくつかの付帯条件を満たすとき，統合失調症の診断となる．

（6か月以上の弱い症状の持続、C基準）、鑑別診断（D基準、E基準、F基準）で、診断基準が構成されています。診断基準には、血液検査所見などは含まれていませんから、この章で述べてきた、幻覚、妄想、陰性症状などの行動面の症状が一定期間続くことによって、診断が決まることになるのです。先に述べたように、統合失調症には気分症状や認知機能障害といった症状も頻繁に生じますが、診断基準というのは、症状の頻度だけではなく、この症状があれば他の病気ではなく統合失調症といえること（専門用語では「特異度」という言い方をします）を重視することもあって、気分症状や認知機能障害は、診断基準には含まれていないのです。

第3章　統合失調症の経過

経過

統合失調症の経過は人によって様々です。A子さんのように病気の始まりの時期は症状が重症で入院が必要となる方もいます。しかし、入院が必要なほどの重症の時期は無く外来治療だけで治療が可能な方もいます。一方でA子さんは、長い目でみた病気の経過（医学用語では「予後」という言い方をします）は比較的よく、10年後には新しい仕事をみつけ、重い症状の再発も無いようです。しかし、この病気を持つ人の中には、就労を続けることが困難な程度に症状が残る人もいます。ジョン・リッシュ氏の場合がそれにあたります。

こうした個人差はありますが、全体として統合失調症の経過は、前駆期、初回エピソード、寛解と再燃、慢性期と分けて理解することができます。

1．前駆期

A子さんの場合、「振り返ると、去年の12月ごろから、クラスの同級生の話し声が自分のことを言っているのではないかとなんとなく気になりだした」と話していました。こうしたことは、多くの人が時に感じることがあることで（少なくとも私自身は、そうした経験をしたことがあります）、このようなことがあったというだけで統合失調症と診断することはありません。A子さんの両親は、この時点ではA子さんの異変には気づきませんでした。この時点で、受診される方もおられますが、後から振り返ってみてそうだったかなと気づかれることの多い、そういう状態です。

病気の早期発見・早期治療という観点からは、このような時点から微妙な徴候を見極め、そして治療を開始すべきだ、という考え方もあります。第6章で述べますが、統合失調症の治療でまず行うことは脳の中のドパミンという神経伝達物質の働きを弱める薬を服薬することです。ですので、早期治療が大事という専門家は、この段階で早めに薬を服用したほうがよいのではないかと考えるのです。ただ、専門家の多数派は、この時点では少なくとも積極的な薬物療法は行わない、という考え方をとっています。病気の可能性があるのに治療を開始しない理由は、統合失調症の治療薬には副作用がないわけではないからです。また統合失調症という病名は、現代でもまだまだ偏見が大きいので、その診断が明確でない時点でその病名を伝えることで過剰な不安をあおることを避けたいという理由もあります。とはいえ、このような状態の時から、精神科への相談を開始しておくメリットはあります。次に述べる「初回エピソード」の状態が生じたら、すぐに治療を始めることができるからです。

2．初回エピソード

前駆期のあと、はっきりとした症状が現れる時期がこの時期にあたります。統合失調症は症状が悪くなったりよくなったりを繰り返すことの多い病気なので、その都度の悪化の期間を「エピソード」という言い方をするのです。急な変化が見られるので、この数週間から長くて数か月の期間を「急性期」と呼ぶ場合もあります。A子さんの場合、「そこに誰もいないのに複数の人たちが自分のことを話しているのが聞こえる」という感覚や、「自分の考えていることが、自分が考えると同時に皆に知れ渡っている」という確信を強く持つようになりました。前者は幻覚、後者は妄想です。前駆期にみられたような「皆が自分のことを噂しているかもしれない」といった感覚とは違って、これらは通常、私たちが感じることのない感覚です。こうした感覚あるいは確信を持っているということに基づいて、精神科医は、その方が統合失調症という病気を持っていると判断することになるのです。

3．寛解

初回エピソードの後、多くの場合、数週間から数か月の治療期間を経て、幻覚や妄想はその勢いを減じていき、幻覚や妄想に左右されての興奮状態も影をひそめるようになります。この状態のことを「寛解」と呼びます。入院治療をしていた方も、この時点で退院が可能となります。ただ、A子さんの場合がそうであったように、単身生活をしてもらうにはややおぼつかないということも多く、家族の一定の見守りのもとでの生活をお願いすることもあれば、看護師の訪問など一定の見守り体制をとることもあります。寛解の時期には、病気の再燃の予防をしながら、社会参加を考えることになります。病気の再燃を予防するだけなら、「ストレスのかからない生活をしてください」という助言でよいのですが、この病気が始まるまでは、ほとんどの人が学生であったり就労していたりするわけですから、当然のことですが、もとの生活に戻ることができないかと本人も家族も考えることになります。寛解の時期における治療の難しさについては、第6章でさらに詳しく解説します。

4．再燃

本人も家族も医師も、寛解を維持するということに精一杯の努力をしますが、それでも再燃ということが生じます。統合失調症という病気は、この病気になった人が皆同じように経過するわけではなく、もともと再燃しやすい人もいれば、再燃の可能性が低い人もいます。ですので、残念ながら再燃してしまったことを、医師、患者、あるいは、家族の責任に１００％帰することはできません。しかし、こういうことに気をつければ再燃しにくい、しやすい、ということはわかっています。再燃のリスクを高める最大の要因が服薬の中断です。薬物療法を続けた場合と続けなかった場合で、7〜12か月後の再燃率を比較した多数の研究を総合したところ、前者の再燃率が27％、後者の再燃率が64％というデータがあります(Leucht et al., 2012)。この研究は、薬物療法の重要性を示していると同時に、統合失調症のおおよその再燃率の見積もりにもなります。すなわち、治療を続けていても1年以内に4人に1名が再燃するのです。それでは4年たてば全員が再燃するのかというとそんなことはありません。再燃率は、時間が経つとともに低くなっていくからです。

5．慢性期

急性期のエピソードを、一回のみ経験する人もいれば、多数回経験する人もいます。そして10年、20年を経過した時期、一部の人では症状が完全に消失しています。しかし多くの人では、何らかの症状が残存しています。残存する症状は、薬物療法を行っても完全には消失しなかった幻覚・妄想という場合もありますし、経過とともに目立つようになってくる陰性症状ということもあります。多くの場合、両者は組み合わさって生じてきます。また、この時期に至っても、再燃する可能性は残されています。一方で、一部の人では、この時期になって予想外の回復をみせることもあります。

慢性期の患者さんの様子をイメージしていただくために、ある患者さんとの外来診察のやりとりの一例を紹介しましょう（第1章同様、改変と創作を加えています）。38歳の女性で、23歳の時に初回エピソードがあり、32歳の時に再燃して二回目の入院をし、その後は外来治療を続けてきました。外来での治療中も、入院が必要なほどではないですが、幻覚・妄想が再燃しかかることが数回あり、また、陰性症状もあるため動作や会話がややゆっくりとしています。何度か就労を試みましたが思ったより疲労がたまるとのことで断念されました。就労移行支援事業（障害者総合支援法に基づく福祉サービス）を利用したのち、障害者枠で就職、2年前からスーパーのバックヤードの仕事を続けておられます。

・・・・・・・・・・・・・・・・・・・・・・・・・・・・・・・・・・・・・・・

(医師)この1か月間、お変わりはなかったですか?

(患者)大丈夫です、順調に過ごせました。

(医師)お仕事のほうは相変わらず忙しいですか?

(患者)毎日、大変ですよ。でも、身体を使う仕事なので、よい疲れがたまって夜はよく眠れて、翌日にはしっかり疲れはとれています。仕事を始めたころに比べたら、手際はよくなって、それが自分では楽しいです。

(医師)それはよかったです。スーパーでのこうしたお仕事って実際にはどんなことをされるのですか?

(ここからしばらく、仕事の内容について話す)

(医師)ところで、薬は飲めていますか。

(患者)この1か月で、2回、飲み忘れがありました。それ以外はしっかり飲めています。

(医師)念のための確認ですが、昔、入院したときのような「聴こえてくる症状」はありますか。

（患者）聴こえることはまったくありませんでした。ただ、たまにですが、疲れがたまると、漠然とした不安が少し頭をよぎることはあります。しばらく身体を休めていると、落ち着いてきます。

（医師）では、○○さんご自身は順調そうですが、今、他に心配なことはありますか。

（患者）やはり、両親のことですね。しっかりしていると思っていたのですが、二人とも身体のあちこちを傷めたり、父は少し物忘れも出てきたのかなと心配しています。

（このあと、両親のことに話題が移り、介護保険の制度が利用できないかなど、助言をし、診察を終了する）


統合失調症を持つ人の人生全体を考えると、期間として長いこの時期にどの程度、病気が重症であるかが、重大な問題となります。このような長い時間の経過で、統合失調症がどの程度よくなるかについての指標が次節で述べる「リカバリー」という概念です。

寛解とリカバリー

ここまで、統合失調症の経過を、時期に分けて説明しました。しかし「前駆期、急性期、寛解・再燃、慢性期があることはわかった。それぞれの時期のおおよその症状もわかった。でも、私が知りたいのは、この病気はよくなるのかよくならないのか、ということなんだよ」というのが、この病気を持った本人やそのご家族のお気持ちではないでしょうか。

統合失調症という病名を医師が患者さんに告知する場面を想像してください。その際、「あなたの病気は統合失調症という病名です」と医師が言ったとします。しかし、医学一般の常識から考えて、それだけでは不十分ですよね。医学の一般的な疾患では、たとえば医師が「肺がんです」と告知をするとき、進行度がどの段階であるかなどを伝え、それはどのぐらいよくなるのかということを伝えて初めて専門家として意味があるわけです。「統合失調症です」と告知して、予後に関する情報を添えないとしたら、専門家としてどの程度意味があるのかという話になってくるわけです。

精神科医の間では、統合失調症の予後について、昔から「3分の1の法則」という言葉が口コミで伝わっています。日本だけではなくて、世界各地で「3分の1の法則」が知られているということを私は海外の精神科医と話していて知りました。つまり、完全によくなる人が3分の1、何回もエピソードを繰り返しているけれども個々のエピソードの間は比較的回復している人が3分の1、だんだん悪くなっていく人が3分の1、これが、精神科医の間で伝えられてきた経験則なのです。世界各地で少しずつ違ったかたちで伝えられている経験則ですが、とはいっても一定の出どころがあるにはあって、それは20年間の長期予後を調べたスイスの研究です。経過とともに次第に重症になっていく「単純経過」が38％、症状が増悪(病気が悪化すること)と寛解を繰り返す「波状経過」が58％で、「波状経過」のうち22％は完全寛解、36％は増悪と寛解を繰り返しながらも最終的にはなんらかの社会適応の障害を残し、残り4％はその他の非定型な経過、という結果でした(Bleuler, 1972)。余談ですがこの研究を行ったマンフレート・ブロイラーは、統合失調症(英語で言うとschizophrenia)という病名の提唱者であるオイゲン・ブロイラー(第7章を参照)の息子です。

最近ではこうした経験則に頼るだけでなく、もっと厳密な予後研究が行われるようになってきました。最近の研究では、まず「治る」ということを「寛解」と「回復」(英語でリカバリー)という二つに分ける考え方をします。大雑把に言えば、寛解とは、比較的短期間、症状がとれている状態です。それに対して、リカバリーとは、寛解しているのはもちろんのことその期間が十分に長く、さらに、仕事や学業に戻れているなど社会の中でうまくやれていることも求めます(このことを専門用語では「社会機能」と呼びます)。加えて、本人が自分自身の状態を「よい状態」とみている、ということも条件に含めます。クオリティオブライフ(QOL)という概念のことです。こういう3つの条件をすべてクリアーして初めてリカバリーが達成されたと考えるのです。

こうした定義に基づくと、結果は研究によってまちまちなのですが、様々な研究の中ほど(中央値)をとると、リカバリーは統合失調症患者さん全体の中で7名中1名程度にとどまるのです(Jääskeläinen et al., 2013)。とても低いですよね。経験則として精神科医の間で伝えられてきた3分の1の法則は、楽観的過ぎるのではということになってくるのです。

第2章では精神病という言葉について、今日では重い精神疾患という意味はない、ということを述べました。うつ病の場合に抑うつ気分が軽症・重症の方がいるように、統合失調症の場合にも精神病状態が軽症・重症の方がいる、使う薬が違う、ただそれだけのことである、ということを述べました。幻覚や妄想は、私たちの体験とかけ離れていて、とんでもないことが生じていると思ってしまいそうですが、そんなことはなくもっとドライに合理的に考えてよいというメッセージをお伝えしました。

しかしながら、陽性症状が残存しながらもむしろ陰性症状や認知機能障害が目立ってくる慢性期の社会機能ということを考えた場合には、統合失調症の重症度を「うつ病と同じようなものだ」ということはできません。いくつかの病気を比較して、どちらの病気がより重症かを決めるのは、その判断基準にもより、簡単なことではないのですが、たとえばＷＨＯが開発した障害調整生命年(disability-adjusted life year, DALY)と呼ばれる指標の計算には、それぞれの病気による健康な生活の損失を重みづける「障害重みづけ」disability weightと呼ばれる指数が用いられています。

この指標は、良好な健康状態を0とし、死亡を1とし、その間のところで各疾病による損失を推定するものです。そもそも健康と死亡の間に病気による損失を描き出す発想が、次節で述べる「もう一つのリカバリー概念」などからは大きく外れる発想であるとの批判があります。さらに、この指標の算出法には様々な方法があるのですが、代表的な方法では、それぞれの病気ごとのこの指標の算出を、一般の人たちがそれぞれの病気の重症度をどのように判断しているかをもとに行っています。すると、社会からのスティグマ(第9章)の大きい統合失調症のような病気の場合は、重く推定される傾向にあるのです。

「障害重みづけ」にはこうした問題があることをご承知いただいた上で、それでも参考までにその値のいくつかを示すと、統合失調症・急性期0.756、統合失調症・残遺期(本書でいう慢性期のこと)0.576という数値となっています。一方でうつ病の場合、軽症0.159、中等症0.406、重症0.655という値です。統合失調症の急性症状の落ち着いた慢性期でさえ、うつ病での中等症・重症の中ほどという重いレベルの状態であるということになります。

統合失調症が重症の病気であるかどうかを、別の観点から見た指標が、厚労省の患者調査です。精神科受診患者数に占める統合失調症患者数の割合が23％であるのに対して、これを入院患者数でみると61％と大きな差がでています(平成29年のデータ)。両者のデータを組み合わせると、統合失調症患者で医療機関を受診している人のうち入院している人の割合は19％となり、うつ病など(うつ病に双極性障害などを含む)の2.3％に比べると明らかに高い比率となります。

もっともこの高い入院割合は、社会の側の受け入れの努力によってまだまだ改善が可能とは思われます。実際、日本における対人口比の精神科病床数は国際的に突出して高いことが問題となっています。また、繰り返しになりますが、統合失調症の経過には個人差があります。ただ、その一方で、こうしたデータは、様々な精神科の病気の中で、統合失調症は、やはり重症の部類の病気に入るという現実も示しているということを認識しておく必要があるでしょう。

もう一つのリカバリー

ただ、リカバリーの話はこれで終わりではありません。「どのぐらい治りますか」との質問を受けた時、医師は何と答えるでしょうか。「回復はほとんど無理です。９割方治りません」

と患者さんに言うかというと、私は決してそうは言いません。ただ、事実を伝えないのは気休めという意味ではないのです。

ここで登場するのが「もう一つのリカバリー」です。こちらのリカバリーをパーソナル・リカバリーと呼び、前節で述べたリカバリーを臨床的リカバリーと呼ぶ研究者もいます(Van Eck et al., 2018)。ここまで述べてきた一つ目のリカバリーというのは、高めのハードルを設定し、厳密な測定値を用いたリカバリーという概念です。それに対して「もう一つのリカバリー」は、違った意味合いがあるのです。「もう一つのリカバリー」概念の特徴は、そもそもの物の見方を変えるところにあります。一日のうち時々、幻聴が起きていたとしても、それは本当にゼロにしなくてはいけないのでしょうか。病気の症状によって予想していた人生を方向転換したこと、それはその人にとってマイナス以外の何物でもないのでしょうか。冒頭で紹介したA子さんは、もともと目指していた医学の道を、病気によって方向転換することになりました。今でも予防的に薬を飲み続ける必要があり、この病気と完全に縁が切れたとはいえないでしょう。しかし、A子さんは、統合失調症を持つというつらい体験も含め、そしてこの病気の再発に気を配りながら今後も暮らしていくということも含め、新しい人生を自分の人生としてしっかりと受け止めることができている、と言ってよいのではないでしょうか。こうした状態のことを、やはり「リカバリー」という言い方をするのです。

読者の皆さんはおそらく気づかれたのではないかと思いますが、「もう一つのリカバリー」は、すでに普通の意味での医学の発想を超えています。実際「もう一つのリカバリー」概念は、狭い意味での医学的発想に対する反動として、つまり一種の社会運動として登場してきた概念なのです。これら二つのリカバリーは、どちらも大切な概念ですが、それらが混同して用いられることが多いことについて私は若干気になっていますので、本書では「もう一つのリカバリー」という言い方で区別して表現してみました。

予後についての説明

リカバリーにはこの二つがあるということを踏まえた上で、では私であれば、患者さんにどう説明するのかということですが、私は、多くの場合ですけれども、回復は50％と述べています。この50％というのは、様々な研究が、（一つ目の意味での）リカバリー率についてまちまちな結果を報告している中で、最も高い数値を挙げているいくつかの研究が示す数値です。様々な研究の中央値をみると、（一つ目の意味での）リカバリーは10％強という見積もりが妥当なところであるという話をしてきました。ですので50％では、かなり高い数字を述べすぎだと感じられるかもしれません。しかし、私がどうしてそういう言い方をするかというと、「もう一つのリカバリー」から考えると、50%という数字はあながち高過ぎるわけではないというのがその理由の一つです。症状を持ちながら、社会の様々な場面で活躍されている方々を私はたくさん見てきましたから。もう一つの理由は、(二つ目の意味での)リカバリーも、病気への取り組み方で大きく変わるという点にあります。統合失調症がなぜ起こるかといえば、それは親のしつけのせいでもないし、本人の努力とか生活態度のせいでもないのですが、統合失調症の再燃に関しては、患者さん本人のこの病気との向き合い方、ご家族のかかわり方、そして医療者など支援者のかかわり方が、大きく影響するのです。イギリスで古くからおこなわれてきたエクスプレスト・エモーション研究という一連の研究があるのですが、その結果は次のようなものです。細かいことは気にせずに温かく大きく受けとめるような親であれば再燃率は低いけれども、些末なことで子どもの失敗を批判、攻撃し、感情的に過剰に反応する家族のもとでは、再燃率はかなり高くなるのです(Bebbington et al., 1995)。学業の不振など、病気のために本人の力ではどうにもならないことを、本人の努力が足りないためだという精神論のみで片づけてしまう家族であれば、それこそ、本人がやっと服用する気になった薬を取り上げてしまうかもしれませんし、病院に行くことにさえ反対するかもしれません。こうしたことは、統合失調症の予後に大きく影響します。つまり、統合失調症はかかわり方で随分と予後が変わってくる病気なので、希望も含めてリカバリーに関して高目の数字を言うということは、そんなに間違っていることではない、と私は考えています。

統合失調症は進行性の病気か

治るか治らないのかという問題に加えて、患者さん本人やご家族が抱く心配は、この病気はどんどん悪くなっていくのかどうかという問題です。統合失調症の患者さんをたくさん診察してこられた経験豊かな医師にこのことを質問すると、多くの医師は、悪くなっていくと答えます。ただ、私はそこには経験豊かであるが故の思い込みが混ざっていると考えています。統合失調症がどんどん悪くなっていく病気だと医師の側が思い込んでしまうことの説明として、クリニシャンズ・イリュージョン(臨床医の錯覚)という言葉が知られています(Cohen P and Cohen J, 1984)。クリニシャンズ・イリュージョンとは、医師は、基本的には状態の悪い人を頻繁に診察するために、病気を重いものだと思い込んでしまう傾向が生じる、ということです。よくなった人はもう病院に来なくなるわけですから。

特に、治療に熱心な医師であればあるほど、症状の重い人が気がかりでそういう方には時間をかけて頻繁に診察するようになります。一方で、症状の軽い方の場合はどうかというと、5年か10年ぐらいたったころに、身体の病気など何か別の理由で病院に来られて、「どうしていますか」と尋ねると、「元気でやっていますよ」というお返事をいただき、「ああ、そうですか、それはよかったです」というやりとりの後、医師は忘れてしまうわけです。治っていない人ほど病院にはよく来ますし、医師が苦労する人ほど印象に残るわけです。そのため、医師の印象や記憶に頼って、統合失調症の予後を推定すると、どうしてもこの病気の予後を悪く見積もってしまいがちです。

統合失調症の経過には個人差があり、残念ながら、年々悪くなってしまう方がいらっしゃることは事実です。そのことは否定できませんが、それでも平均でみると、統合失調症の患者さんの状態が一番悪くなっていくのは初回エピソードの後の3年から5年以内で、そこで底をうつというデータもあります(Tandon et al., 2009)。初回エピソードの際は、それぞれの患者さんに最適な治療薬を見つけるのに試行錯誤をすることも多いのですが、二回目以降の再発時にはそれぞれの患者さんに合う薬が何かわかっていることが多くなります。また、患者さんもご家族も、この病気について学び、対処法も上手くなっていきます。そのため、再燃しても早く手が打てることになり、一度目よりは早く寛解を達成できることが多いのです。

統合失調症という病気の概念を歴史上初めてまとめたエミール・クレペリンという人はこの病気を「デメンチア・プレコックス」、直訳すると早発認知症という名前で呼びました（認知症という日本語については、本来解説が必要なのですが、この本の趣旨からは外れるので省略します。第7章も参照）。アルツハイマー病など高齢者にみられる認知症疾患では、残念ながら病気は進行していきます。クレペリンは、アルツハイマー病のような進行性の病気と同じことが統合失調症でも起きている、しかも若いうちに始まると考えたので、「早発認知症」という呼び方をしたのですが、それは言い過ぎであろう、と私は考えています。ただ、この問題については、軽微な脳の障害が年々積み重なっていくと考えている研究者もいて、現在でも意見が分かれているところです。

3分の1の法則、再考

以上のことを踏まえて、先に述べた「3分の1の法則」という経験則を振り返ってみたいと思います。完全によくなる人が3分の1、何回もエピソードを繰り返しているけれども個々のエピソードの間は比較的回復している人が3分の1、だんだん悪くなっていく人が3分の1、これが精神科医の間で伝えられてきた経験則でした。多数例研究の中ほどをとると、リカバリーは7人に1人ということでしたので、3分の1の法則はよくなる人の割合を高く見積もり過ぎているともいえます。しかし、「もう一つのリカバリー」概念(病気の症状を持ちながらも自分らしく生きる)からすると、むしろ低めに抑え過ぎた数値であるともいえます。ただ、「もう一つのリカバリー」は単に本人の問題、病気の問題ということではなく、社会の側のこの病気に対する認識・寛容度とも関わりますので(病気を持った人の足を引っ張る社会ではなく、応援できる社会かどうかということ。第9章参照)、この数字は、われわれの社会がどうあるかで大きく変わることになります。一方で、3分の1の法則は、「一方向へ悪くなっていく人が3分の1」という見積もりをしていました。統合失調症の進行性(どんどん悪くなっていくこと)は当初想定されていたほどではないという知見からは、この見積もりは高すぎるといえるでしょう。

3分の1の法則を言葉通りに受け止めると、病気が始まったあとは、サイコロをふるような偶然によって、極端に異なる3つの方向に、運命がわかれてしまうような印象を持ってしまいそうです。たしかに統合失調症の経過は人それぞれです。しかし、それでも、典型的なパターンというものがあります。

特定の生活習慣や家庭環境とは関係なく、初回の急性期エピソードが生じます。その後3～5年がもっとも悪い状態にあります。そのあとは、特に陰性症状や認知機能障害が残るため、

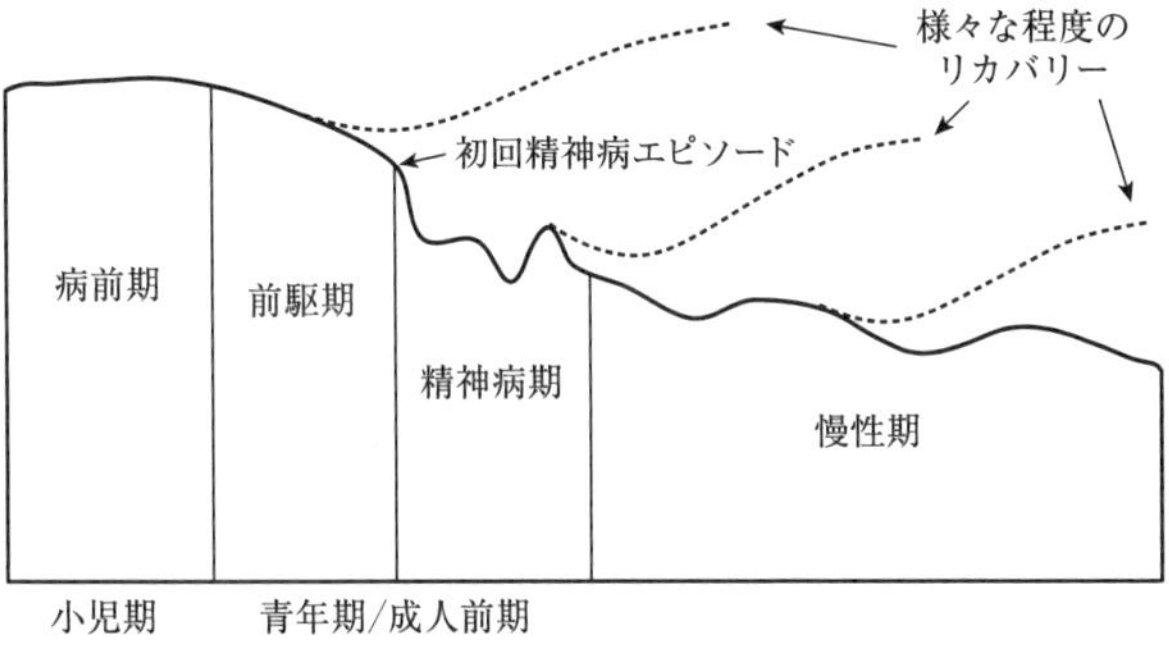

図 3-1　統合失調症の経過と回復(Tandon et al., 2009 より改変し引用)

この病気の症状が完全になくなることはそれほど多くないのですが、かといってますます悪化していくわけではありません。急性期エピソードが再発するかしないかには、患者さん本人、ご家族、あるいは治療者・支援者の関わり方が大きく影響します。

これが比較的多数の人にあてはまる統合失調症の典型的経過といってもよいでしょう。つまり、真実に近いのは、3分の1の法則とはかなり異なるイメージなのです。そのような概念図(図3―1)を最後に掲載しておきます。

第4章　他の精神科の病気との違い

精神科の病気はたくさんある

この章では、統合失調症と他の病気の違いについて考えていくことにします。他の病気ではなくこの病気であると診断することを、医学の分野では「鑑別診断」と言います。

具体的な鑑別診断の話に入る前に、一般の人の多くが精神科の病気について感じている「大きな誤解」について述べたいと思います。私の見るところ、多くの人は、精神科の病気を「ひとつのもの」と考えている節があるのです。表4—1にアメリカ精神医学会による精神科診断分類を示します。全部で22の項目が挙げられています。一つ一つの項目の中には、それぞれそのグループに属するたくさんの診断名が含まれていますので、精神医学の診断は現在数百が定義されています。さらに、統合失調症が含まれる「統合失調症スペクトラム障害および他の精神病性障害群」の項目の中に含まれる診断名を表4—2に列挙します。後者の表の中身の細か

表 4-1　DSM-5 による精神科診断分類

1. 神経発達症群／神経発達障害群
2. 統合失調症スペクトラム障害および他の精神病性障害群
3. 双極性障害および関連障害群
4. 抑うつ障害群
5. 不安症群／不安障害群
6. 強迫症および関連症群／強迫性障害および関連障害群
7. 心的外傷およびストレス因関連障害群
8. 解離症群／解離性障害群
9. 身体症状症および関連症群
10. 食行動障害および摂食障害群
11. 排泄症群
12. 睡眠-覚醒障害群
13. 性機能不全群
14. 性別違和
15. 秩序破壊的・衝動制御・素行症群
16. 物質関連障害および嗜癖性障害群
17. 神経認知障害群
18. パーソナリティ障害群
19. パラフィリア障害群
20. 他の精神疾患群
21. 医薬品誘発性運動症群および他の医薬品有害作用
22. 臨床的関与の対象となることのある他の状態

い内容はここでは重要ではありません。今日の精神疾患はこれほど細かく分類されているということをおわかりいただくための例としてお考えください。

さすがに、数百というのは細かく分けすぎたという批判は精神科医からもあるのですが（分類に熱心な精神科医を皮肉って、「疾病分類狂」(nosologomania)という言葉をつくった人もいます）、実用的な観点からは数十ぐらいに分けておくことはどうしても必要となります。病気の性質や治療方針が大きく異なるからです。

統合失調症は、22の大分類の中の「2」の「統合失調症スペクトラム障害および他の精神病性障害群」のグループの中の、一つの病気に過ぎないということです。ところが、おそらくは、精神科病院（総合病院ではなく、精神科を主体とし、また外来よりは入院加療を中心とした病院）が精神科の典型的なイメージであった時代を反映し、「精神障害＝統合失調症」というイメージが一般の人たちの中で、特に年配の方の中で、今でも根強いのではないかと私は感じています。

マスコミの報道などを注意深く見ていますと、有識者と呼ばれる人の発言の中にも「精神障害＝統合失調症」と取り違えている意見を耳にすることがあります。第2章では「精神病」という言葉について、それは多くの精神科の病気の中の一部の病気にしか見られない「症状の集まり」であることを説明しました。同様にここでは、統合失調症は様々な精神科の病気の中の一部に過ぎない、ということを繰り返したく思います。第3章では経験ある臨床医であるがゆえに陥りやすい錯覚をクリニシャンズ・イリュージョン（臨床医の錯覚）

表4-2 「統合失調症スペクトラム障害および他の精神病性障害群」の中に含まれる診断

1. 統合失調型（パーソナリティ）障害
2. 妄想性障害
3. 短期精神病性障害
4. 統合失調症様障害
5. 統合失調症
6. 統合失調感情障害
7. 物質・医薬品誘発性精神病性障害
8. 他の医学的疾患による精神病性障害
9. 他の精神疾患に関連する緊張病（緊張病の特定用語）
10. 他の医学的疾患による緊張病性障害
11. 特定不能の緊張病
12. 他の特定される統合失調症スペクトラム障害および他の精神病性障害
13. 特定不能の統合失調症スペクトラム障害および他の精神病性障害

と呼びましたので、この章では、逆に経験や知識のないことがもたらすこのような誤解を「素人感覚の錯覚」と呼ぶことにします。

主な精神疾患との鑑別

では、統合失調症との鑑別が必要な代表的な病気について考えていきましょう。

1. 脳の傷に原因を持つ病気や脳に作用する摂取物質の影響との鑑別

鑑別診断としてまず重要となるのは、脳の傷に原因を持つ病気との鑑別です。脳に傷ができる病気の代表は、交通事故などの脳の外傷です。これは外傷性脳損傷と呼ばれます。脳の傷は、それ以外の原因でも生じます。脳へ血液を送る血管が詰まったり破れたりすると生じるのが脳卒中です。脳の炎症であるウイルス性脳炎や自己免疫性脳炎のような場合にも、統合失調症と紛らわしい症状が起きる場合があります。また、アルツハイマー病などのように、脳の中の分子に病的変化が起きて、神経細胞が失われていく病気も、そうした病気の一つです。これらの病気で脳に傷ができると、記憶や言語の障害に加えて、幻覚や妄想など統合失調症と同じような症状が起きることがあるので、鑑別診断が重要となってくるのです。たとえばアルツハイマー病でよくみられる症状に物盗られ妄想という妄想があります。実際には自分が財布をどこかに置き忘れただけなのですが、アルツハイマー病の症状である健忘症のために、それを誰かに盗まれたと思い込んでしまう症状です。

また、覚醒剤などの薬物摂取も、統合失調症と似た症状を起こすことがあり、鑑別診断が重要となります。症状だけからは、経験豊かな精神科医でも判断ができないことがあります。精神科を受診すると違法薬物の摂取歴などを医師から質問されて驚かれるかもしれませんが、鑑別診断という点からは非常に重要な質問であり、欠かすことができないのです。

これらの病気は、統合失調症とは治療方針がまったく異なります。特に、脳炎のような、初期の治療方針を誤ると命にかかわる、あるいは、重大な後遺症を残しかねない病気については、そういった病気ではないということを、治療の初期段階ではっきりさせるようにします。

2. 自閉スペクトラム症との鑑別

自閉スペクトラム症(自閉症、アスペルガー症候群、広汎性発達障害、発達障害など重なりあう様々な言葉で呼ばれることもありますが、これらの用語の違いは本書では深入りしません)も、統合失調症との鑑別が問題となる病気です。最も大きな違いは、統合失調症がもともと存在しなかった症状が20歳代前半を中心にある時点から生じてくるのに対して、自閉スペクトラム症の場合は、発達の早期からその特徴が観察される点にあります。ただし、青年期や成人期に本人が一人で精神科を受診し、家族への連絡もとれず発達の様子について情報を得る手段がない場合は、自閉スペクトラム症か統合失調症かを決めかねることもあります。

経験豊かな精神科医ほど、自閉スペクトラム症と統合失調症の区別に迷うような難しい事例を繰り返し経験しています。また、統合失調症や自閉スペクトラム症の研究者は、自閉スペクトラム症と統合失調症に共通の遺伝子異常、共通の脳画像の異常があることなどに注目しています。そのため、専門家の側からこの二つの病気は連続であるというメッセージが発信されることも多く、統合失調症の診断で治療を受けておられる方で、自分の病気は実は自閉スペクトラム症ではないか、と悩まれている方もかなりたくさんおられます。

ただ、大多数の方の場合、この両者の区別は難しくありません。病気の徴候が始まる時期が異なることで区別がつくのです。未解明の原因について両者に共通の部分はあるかもしれませんが、現時点ではこの二つの病気は区別できると考えておくことが実用的です。いずれの病気と考えるかによって、治療に対する考え方も異なるからです。統合失調症であると判断できる場合、治療の方針は第6章で説明するように、幻覚・妄想状態(精神病状態)に対する薬物療法を中心とした流れになりますが、自閉スペクトラム症と診断した場合には、薬物療法は、治療全体の中でむしろ補助的な役割を担うことになります。

3．うつ病、双極性障害との鑑別

統合失調症の特徴は幻覚や妄想で、それに対して、うつ病や双極性障害(かつて躁うつ病と呼ばれていた病気)は、気分の浮き沈みを特徴とする病気です。そのため、これらの鑑別は容易なように思えるのですが、実際にはそうではありません。第2章で述べたように、統合失調症の診断基準には含まれてはいないのですが、統合失調症を持つ人に、気分の浮き沈みの症状が見られることはよくあることだからです。逆に、うつ病や双極性障害を持つ人が、幻覚や妄想の症状を示すことも時にはあります。そのため、これらの病気の間での線引きの基準が、DSM-5やICD-10などの診断基準では決められているのです。境界づけの難しい、これらの病気の間での線引きを歴史上初めて行ったのが、第7章で紹介するエミール・クレペリンという精神科医です。この線引きによって、統合失調症という病気の概念(こういう状態を統合失調症と呼ぶというコンセンサス)が定まったともいえます。

あまりに専門的なので、その線引きの細かい基準をここでは述べませんが、そもそも、どうしてそんな線引きが必要なのかと疑問に思う人もいるかもしれません。薬物療法が登場して以降の今日の精神医学において、この線引きをする最大の理由は、統合失調症、うつ病、双極性障害では、最初に使うことが推奨される薬（第一選択薬）が異なってくるからなのです。うつ病、双極性障害の治療については、この本の範囲外ですが、統合失調症の治療薬については第6章で解説します。

4．いわゆる「神経症」との鑑別

精神科の病気の分類体系が、おおよそ表4―1のようになったのはそれほど古い話ではなく、DSM-5のいくつか古い版に相当するDSM-III（American Psychiatric Association, 1980）が出版された1980年からのことです。精神科の病気の診断基準は、検査データの数値などで厳密に定義しづらいため、それまでは世界各国で共通の基準がない状態が続いていました。DSM-IIIの出版ののち、ゆっくりと診断基準の世界標準が定まっていき、そして現代に至るわけです。このような意味での精神科診断の現代化が始まる前の時代には、精神科の病気の分類で、広く流布していた考え方がいくつかありました。そのうちの代表的な分類の一つが、精神科の病気を神経症水準の病気と精神病水準の病気に分ける考え方です。米国では特に影響力の強かった考え方で、日本でも一定の影響力があり、筆者が精神科医になったころの１９９０年代には、専門家の間では常識に近い考え方でした。

これはすなわち、比較的軽い神経症水準の病気と、比較的重い精神病水準の病気に分ける考え方ですが、しかし第2章で述べたように、精神病だから重い、という考え方を現代の精神医学は採用していません。さらには、「神経症」という病名自体が診断基準から消えてしまいました。では当時「神経症」と呼ばれていた病気は、現代の分類ではどこへ行ってしまったのでしょうか。診断基準が変わったからといって、患者さんがいなくなるわけではありませんので。

これら、もと「神経症」と呼ばれた病気が多く含まれるのは、表4―1でいうと、5．不安症群／不安障害群、6．強迫症および関連症群／強迫性障害および関連障害群、7．心的外傷およびストレス因関連障害群、8．解離症群／解離性障害群、になります。当時の病名は、不安神経症や強迫神経症などでしたが、病名を刷新して、いくつかの群に分かれて分類されるようになったのです。

こうした「旧・神経症」と統合失調症の鑑別が大事なのは、病気が軽いか重いかを見分けるという観点ではなく、主要症状が異なることと治療方針が異なるという点においてです。

「旧・神経症」に相当する病気は、「不安」を主たる症状とするものが多く、幻覚・妄想を主たる症状とする統合失調症とは、主要症状が異なります。そして治療方針も異なるため、その区別は重要となるのです。統合失調症では第6章で述べるように脳内のドパミン神経伝達を調整する薬を使うことが治療の中心になりますが、「旧・神経症」では、別のタイプの薬や、認知行動療法などの心理療法が治療の中心となります。

統合失調症では「幻覚・妄想」のような統合失調症に特徴的な症状以外にも、「旧・神経症」と共通する様々な不安症状が生じることは稀ではありません。こうした場合であっても、全体としての診断名が統合失調症であれば、「幻覚・妄想」の存在のほうを重視し、統合失調症の治療方針に準じた治療計画をたてることになるのです。

詐病との区別

上記以外にも、鑑別診断が必要な病気はまだまだあるのですが、すべてを列挙することはできません。最後に、少し変わった視点での鑑別診断を考えてみましょう。それは詐病との鑑別です。

実は「詐病との鑑別」という言い方自体がおかしいのです。なぜなら、詐病は病気ではないので、病気と病気との区別という意味での「鑑別」という言葉は不適切でしょうから。ただ、そういった言葉の問題は脇に置き、詐病との区別はどのように行うのでしょうか。

ここでローゼンハン実験と呼ばれる1970年代に話題になった研究（というか事件？・）を紹介したいと思います。米国の心理学者デイビッド・ローゼンハンが、実際には幻聴が無い人に幻聴があるふりをさせて米国各地の精神科病院を受診させると、全員が精神障害ありと診断されたのです。この研究は、精神科医に正常と異常を判断する能力はなく、精神医学は疑似科学（インチキ科学）であり、また、精神疾患の診断は単なるレッテル貼りであり、人間の尊厳に対する侵害である、という文脈でたびたび紹介されてきました。

このような研究（事件？・）の結果は、精神医学に不信感を持っている人からすれば、「それ見たことか！」と士気が高まるニュースかもしれません。しかし、ニセ患者が医者をだまし通せたから医師は無能力である、さらには、ニセ患者が医者をだませるようなら、その病気の概念自体がでっちあげである、という主張には筆者は反対です。なぜなら、私を含めた医師が自分の使命を果たそうとしているこの世界は、ニセ患者がごろごろいる世界ではなく、基本的には、自分自身や周囲の人が異変に気づき、医師に助けを求めにくる世界ですから。精神科医はそうした普通の世界（ニセ患者だらけではない世界）の病院で、それぞれの患者の役にたてる能力があればよいのです（このあたりの筆者の見解は英国の哲学者レイチェル・クーパーの見解に影響されたものです。Cooper, 2007)。私自身、これまで非常に多くの統合失調症の方の診断をしてきました。しかし、ニセ患者の問題で困ったことはほとんどありません。病院にわざわざ来る人が、統合失調症の病名を欲しがる理由がないからです。

ですので、ここでは統合失調症という病気の概念そのものがでっちあげだ、精神医学自体がインチキだ、という極端な主張は、とりあえず考えないことにします。しかし、稀なことではあるとしても、もし何らかの理由でこうしたニセ患者が病院の外来に現れた場合はどうでしょうか。その場合、自分が肺がんであると偽る患者が現れた場合よりも、ニセ患者を見抜くことが難しいかと問われれば、それは確かにその通りということになります。その理由は、統合失調症の場合、医師が病気のあるなしを判断しているのは、患者の言葉や行動によってであり、血液検査などの検査所見ではないからなのです。つまり、こうした例外的な場合には、精神医学、精神科医はその力の限界を思い知らされることは事実なのです。

実は、こうした例外的なことが起きるのが精神鑑定という場面です。精神鑑定については第9章でもう一度考えてみることにします。

統合失調症では、病気の証拠となるような客観的な検査所見が知られていません。このことによって詐病との区別が理論上は困難になるはずなのですが、そもそもそういうことをわざわざしようとする人が少ないことによって実践上は大きな問題とはならないのです。

しかし、その同じ理由によって実践上頻繁に問題となるのは、詐病とは逆の場合です。それは、統合失調症を持つ患者さんが、自分の症状を隠す場合です。第2章で述べたように、統合失調症の代表的症状である幻覚や妄想には、自分自身でそれが幻覚や妄想であるとは気づかないという、他の病気の症状では見られることが少ない独特の特徴があります。そのために、実際には「自分の悪口を言う声が一日中聴こえている」ということがあっても、患者さんが、医師の前ではそれを口に出さない、ということがあるのです。自分では病気ではないと思っていることがらを病気であると決めつけられて、薬を飲むことを促され、さらには入院を勧められるのは、とても不愉快なことですから。

こうしたことがあるため、医師は、患者さんとの信頼関係を非常に大切なことと考えています。医師・患者の信頼関係は医療のどの分野でももちろん大事です。しかし、統合失調症が持つこうした特徴、つまり「患者さんの言葉に頼らなければ病気の証拠を得る術がない」、「患者さんは自分の病気を病気と認識できない場合がある」という二つの特徴のために、統合失調症の診療では、信頼関係が損なわれてしまったら、治療どころか、診断さえもまともにできなくなるのです。そういう意味でも、精神科医は医師・患者の信頼関係を非常に大切にするのです。

第５章　原因とリスク因子

子育ての問題？

ここからは統合失調症の原因について考えていきましょう。冒頭で紹介した『ビューティフル・マインド』の話を学生さんにするときに、私は、「ナッシュさんに起きた統合失調症の原因は何だと思いますか？」という質問を行うことがあります。たとえば肝臓がんの原因の一つはＣ型肝炎ウイルスだといったかたちで、病気には何らかの原因が基本的にあるわけです。この質問に対しては、「勉強のしすぎがストレスになったのではないですか」など様々な意見が学生さんから返ってきます。

第３章で詳しく触れましたが、患者さんやご家族の第一の関心事は「この病気は治るのですか？」という点でしょう。おそらくはそれに続く関心事は、「この病気の原因は何なのですか？」という点ではないでしょうか。

精神科の病気にかかわることの多くは、おしなべて一般常識と近いことが多く、たとえば、よい睡眠や適度な運動が多くの病気の治療で推奨されています。こうした素人感覚は、多くの場合は的を射ています。現在、精神科の病気を持っていない人からメンタル・ヘルスの秘訣を尋ねられたら、私自身「よい睡眠と適度な運動ですよ」という、素人感覚と同じ説明をしています。そしてこの素人感覚こそが事実正しいという科学的データも多数存在しています。

しかし、もしすべてが素人感覚で済むのであれば、精神医学の専門職や学問などの必要もなくなるわけですし、そうでないからこそ専門性の意味があるともいえます。第3章では、経験豊かな専門家ほど統合失調症の予後を重く見積もる傾向があるというクリニシャンズ・イリュージョンという言葉を紹介しました。第4章では、逆に非・専門家(つまり素人)特有の誤りの一つとして、何でもかんでも「心の問題」としてひとくくりにする傾向を「素人感覚の錯覚」として紹介しました。

もうひとつ、精神科やメンタル・ヘルス領域特有の「素人感覚の錯覚」の代表が、心の問題は育った環境、特に親の養育態度にこそ問題があるのでは、と無意識に考えてしまう傾向です。統合失調症に関して、このことは「統合失調症を誘発する母親 schizophrenogenic mother 仮説」としてよく知られています。この仮説自体は素人が言い出した仮説ではなく、著名な精神分析家のフリーダ・フロム・ライヒマンが提唱した考えですが、素人感覚との相性がよかったためでしょうか、特に米国では広く浸透したのです。この仮説は、統合失調症という病気は、乳児期あるいは小児期に重要な他者(すなわち母親)から、無視や拒否をされたことによって生じた、というのです。これは、今日、誤った仮説と考えられていますが、長年に渡り多くの専門家がこの仮説を信じ、そういう説明を家族に伝えてきたのです。ある患者さんの家族の声に次のような悲痛な言葉があります。「白血病の子どもの両親が、同情と理解の目で見られるのに、なぜ統合失調症の子どもの両親は軽蔑と非難を浴びせられるのでしょうか」(1977年の世界精神医学会議での発言、Harrington, 2012)。

一般の人の間では「心の病気は、家庭環境などによって大きく影響されるのは当然」という常識があります。統合失調症に関しては、そんなことはない、というデータがあるにもかかわらず、どうしても私たちは、そうした常識・直感に引きずられてしまうのです。

最近の精神科医が、統合失調症のことを「生物学的な病気」、「脳の病気」と呼ぶことが多いことに気づかれる方もいるかもしれません。ところが実は、統合失調症を持つ人の脳の中で何が起きているのかはそれほどわかっていないのです。そういう意味で現時点では「統合失調症は原因不明の病気である」と言うのが、もっとも正確でしょう。ただ放っておくとどうしても、

「母親のせい、家庭環境のせい、現代社会の巨悪のせい、近代文明が産み落とした鬼っ子」などという言葉があちこちから聞こえてきそうなので、私自身は、まだ十分な証拠がない中で、「脳の病気」であり、他の身体の病気と同じような「普通の病気」であると、あえて言うようにしています。

地域差

生まれか育ちか、という問いはすべての病気について発せられる問いです。もう少し専門的な用語でいうと、遺伝か環境か、という問いになります。では、統合失調症の場合は、遺伝と環境はそれぞれ、この病気にどの程度関係しているのでしょうか。

母親の養育態度が統合失調症に関連するという強い証拠はない、ということを先に述べました。では、他の要因はどうでしょうか。これまでの多くの研究が、生まれた国、家庭の経済状態など様々な因子との関係を調べてきました。統計上目に見えやすいデータは、地域差です。

限局した地域では有病率が10倍近くになるという報告はありますが(これは、後に解説する遺伝的要因と関係します)、ただ、そうした一部の例外を除き、大局的な意味では地域差がないということにこそ注目していただきたいのです。つまり、中国でも日本でもアメリカでもイタリアでも、大体100人に1人の人が生涯の間にこの病気を持つということです。もちろん若干の差はありますが、それは研究手法による違いなどで説明可能なレベルの差です。生涯有病率に一桁のオーダーの違いは生じませんし、ある国家では一貫して統合失調症の罹患率が高い、というデータは得られていません。

つまり、「意外なほど地域差がない」ということにこそ、統合失調症という病気の大きな特徴があるわけです。身体疾患の中には大きな地域差を持つ病気があることはよく知られています。ベーチェット病のように遺伝的な民族差から地域差が生じる場合もありますし、一方では環境因で地域差が生じる病気もあります。たとえば、メタボリックシンドロームに関係するような病気は、生活習慣と関連してその頻度が異なってくるわけです。そういう身体の病気と比べても、統合失調症はむしろ地域差が少ない病気だ、というところに着目していただきたいわけです。

これは素人的な常識感覚からすると意外なことではないでしょうか。心の病気というのは社会環境の影響を受けやすいはずだ、心の病気はストレスの多い国に生まれたら起きやすいはずだ、と思うのが常識感覚です。しかし、統合失調症に関してはそうではない、ということをお伝えしたいのです。

では、メンタル・ヘルス（心の健康）の問題全体がストレスと関係ないかというと、決してそんなことはありません。このことを考える際に、対比的意味で参考になるのは世界の自殺統計です。WHOが発表している統計で2016年の人口10万人中の自殺率をみると、日本は18.5、これに対してブラジルでは6.5と3倍近い開きがあります。ということは、われわれのメンタル・ヘルスは、社会や文化の強い影響を受けるのです。こんな研究は存在しないと思いますが、ブラック企業に就職した人のうつ病の罹患率は、間違いなく高くなっているでしょう。だからこそ、過重労働、教育現場や職場での悪質ないじめ、格差社会など、メンタル・ヘルスに悪影響を及ぼしそうな要因を減らす方向に、社会は努力すべきなのです。

それはたしかにそうなのですが、統合失調症という病気については、そういう問題ではないということなのです。

第4章でも述べましたが、精神科の病気に関わる報道では、統合失調症であれ、うつ病であれ、何もかも一緒にして、「精神科の病気は一般にこういうものだ」という発想で論じられることがあります。そして、「一体、どんな家庭環境が、この人のこうした行動や病気を起こしたのだろうか？」、「生活の中でどういうことに気をつけたら精神科の病気になりにくいのか？」といった質問を専門家は受けることになります。そういうインタビューに対して私は

「精神科の病気と言われても、それは病気によって違いますから」というところから答えを始めるようにしていますが、ワンフレーズでのコメントを重視する報道では、あまり採用してもらえることがないのは残念なことです。

移民と都市居住

統合失調症のリスク因子がなかなかみつからない中で、環境因子と統合失調症の罹患との間に一貫した結果が見出されてきたのが、「移民」と「都市居住」の2つです。移民についての最初の報告は、米国のミネソタ州に移住したノルウェー人が、ノルウェーに留まった人たちよりも、統合失調症の発症リスクが高かったという研究です。この研究は1930年代のものですから、統合失調症の診断基準も現在とはかなり異なり、現代においてその結果をそのままに受け取ることはできないでしょう。ただ、多数の疫学研究のメタ解析（メタ解析とは、個別の研究をたくさん集めて、その結果を総合的に分析する研究手法のこと）によると、たしかに、移民では、そうでない人より統合失調症の罹患リスクが高いことが明らかになっています。都市居住についても同様に、メタ解析で、統合失調症の罹患リスクとの関連が示されています。

これらのデータについて読者の皆さんはどのように解釈するでしょうか。移民と都市居住がリスク因子であることは専門家の間では広く知られていて、統合失調症について解説された教科書や、患者さん向けのパンフレットなどにもこれらのことが書かれていることもあります。ただ、私はそうした資料を見て不満に感じることがあります。統合失調症は都市居住に多いとか、あるいは父親の年齢が高いと多いとか、あるいは冬季出生者に多いとか、そういうことが「定性的に」書かれているのです。精神科医を目指していない医学生でも、勉強熱心な学生はこうしたことをよく勉強しています。そして、統合失調症のリスク因子について質問すると、都市居住で高くなりますとか、すらすらと答えることができるわけです。しかし、こういうリスク因子の話で大事なことは、数字です。数字がなくてどのような場合に多いということを言ったところで、それはほとんど意味がないわけです。10倍なのか20倍なのか、あるいは2倍程度なのかによってまったく意味が変わってくるわけです。

そういう目で、今日までに明らかにされている統合失調症に関連する遺伝以外の主たるリスク因子を見ていきますと、どれもこれも相対リスク(その要素を持っていることによってその病気にかかる確率が何倍になるかを数字にしたもの)が非常に低いのです(表5―1)。

都市居住の場合は2～3倍です。2～3倍というのはかなり高いと思われる方がいるかもしれません。ただ、たとえば、皆さんが今東京の都心部に住んでいるとします。この2～3倍と

表 5-1　統合失調症の環境因子の相対リスク（Tandon et al., 2008）

都市居住	2–3
移民	2–3
妊娠第 1 または第 2 三半期における感染または栄養失調	2–3
冬季出生	1.1
産科的および周産期合併症	2–3
大麻または精神刺激薬の使用	2–3
父親の年齢が 35 歳以上	1.5–3

いう数字を聞いてあわてて田舎に引っ越すでしょうか。そんな行動を起こす人はまずいないと思います。繰り返しになりますが、一般人口における統合失調症の生涯有病率は1％未満です。これが2～3倍になるということは2～3％です。ということは、都市部に住むことと田舎に住むことの違いは、１００人中97～98人が統合失調症にならないのか、１００人中99人が統合失調症にならないのかの違いに過ぎないということになるのです。これがもし20倍だったら引っ越しを真剣に考えるかもしれません。つまり、統合失調症の環境因として有名な「移民」と「都市居住」でさえ、その相対リスクが低すぎて、我々の行動を促すほどのレベルではないということなのです。また、統合失調症を離れた一般論として、この種のリスク因子の研究は、様々なバイアスの影響を受けやすいため、相対リスクが3以下であるならば、真の関係があるとは言えないという指摘もあります（Grimes and Schulz, 2012）。

もう一つ大事なことは、都市居住のような統合失調症の環境因子は、そのメカニズム（なぜそのようなことが起きるのか）がよくわかっていないということです。都市に住んでいたら、ではどうして統合失調症が起きるのかという、その中間のメカニズムがわかっていないのです。これと大きく違うのは、たとえば、たばこと肺がんの関係です。喫煙をするとこういった理由で肺がんになるということがかなりのところまでわかっているので、そのために私たちは禁煙しようと思うわけです。欧米の男性では喫煙による肺がん発症の相対リスクは10倍を超えています。ただ、その値以上に、喫煙から発がんに至るメカニズムが十分に分かっている、つまり因果関係がはっきりしていることが、喫煙をやめよう、という大きな動機になるのです。

それに対して、たとえば統合失調症のリスク因子としての都市居住については、統合失調症の素因を持った人が都市部に移り住む傾向があるのか、都市部に住むことによって統合失調症になりやすくなるのか、という因果関係の方向についても確実なところはわかっていません。つまり、統合失調症の環境因としてわかっているもののうち、われわれの行動を変える程度のものはただの一つもないということです（Castillejos et al., 2018）。

知的能力

病気の原因は、便宜上、遺伝か環境かに分けられていますが、現実には、遺伝因と環境因が複雑に関係し、個人の特徴がつくられ、そうしてつくられた特徴が特定の病気のリスク因子となることがあります。そうした複合的要因の産物の代表が知的機能です。知的機能はＩＱとして定量的に測定も可能です。

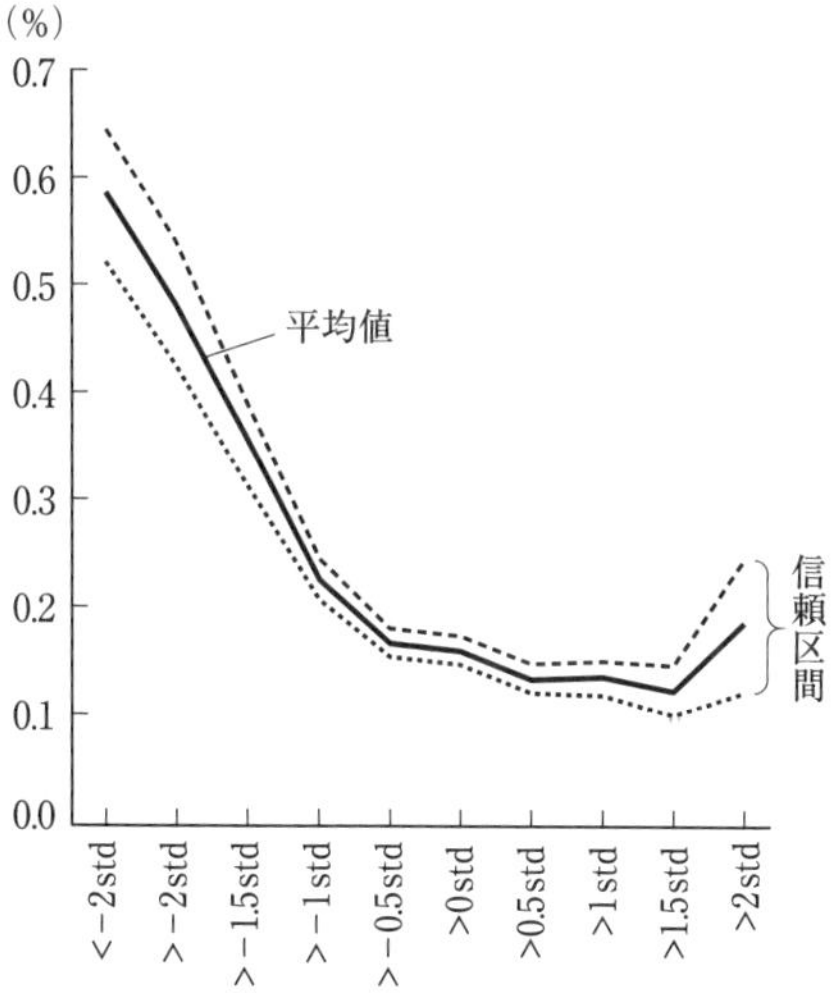

図 5-1　病前の知的能力と，統合失調症の発症リスク(Kendler et al., 2016)

では、この知的機能は、統合失調症とどのように関係するでしょうか。冒頭ではジョン・ナッシュ氏の事例を紹介し、非常に高い知的能力の人でも統合失調症という病気を持つことがあるということを例示しました。一方で、そうでもない人でも統合失調症を持つ可能性があります。統合失調症が始まる前の学業成績別に、後に統合失調症を持つ可能性を見た研究(図5—1)では、学業成績で平均からの標準偏差—1から2の範囲(人口の80

%以上がここに含まれる。ＩＱに換算すると85〜１３０）では、学業成績のよい人で後に統合失調症を持つ確率は減少する傾向にあるものの、その差は2倍未満という低い値です。一方で、ＩＱ換算で85未満になると１００前後のＩＱの人の3倍近くになります。また、ＩＱ換算で１３０を超えると、統合失調症を持つ確率は上昇傾向にはなります。これは図の右肩の立ち上がりで、ここが気になる方も多いかもしれませんが、この差は統計的に有意ではありません（Kendler et al., 2016）。この結果から確実に言えることは、学業成績で下位16％の水準では、学業成績が悪いほど統合失調症に罹患する確率が上昇するが（3倍程度まで）、残る84％では、明確な傾向はないということになります。

このことには二通りの説明が考えられます。一つ目の説明は、知的能力の困難をもともと持っている人は、ストレスに対する反応の対処のパターンが異なり、被害妄想など統合失調症の症状に見かけ上類似する反応パターンが増えるという説明です。たとえば友人から意地悪をされたことへの反応として、しっかりと自分の主張をして言い返すのでもなく、気分が落ち込んでふさぎ込むのでもなく、その友人だけでなく皆が自分を嫌っているに違いない、と極端な考えを持つようになる、さらには自分を非難する幻聴になってその友人の声が聴こえてくるといった反応です。二つ目の説明は、統合失調症の原因となる遺伝的要因には、知的能力の困難の

いることが示されてきたことで、統合失調症に遺伝が強く関係していることが明らかになったのです。

余談ですが、学生さん向けの講義では、第一度近親というのは、法律の一親等と違いますよ、ということをまず念押しするようにしています。一親等というのは親子の関係です。一方で、第一度近親というのは親子の関係に加え、兄弟姉妹の関係も含まれます。一方で、法律上は二親等ですよね。なぜ、遺伝学的には第一度近親になるかというと、大雑把に言うと、親と子は、そして兄弟姉妹同士は、お互いにその遺伝子を50％共有するからです。第一度近親は英語では first-degree relative ですが、これをしっかりした専門書でも一親等と翻訳しているものがあるので、注意が必要です。

統合失調症の遺伝に関しては、ほとんどの教科書が図５―２のゴッテスマンの研究を引用していますが、研究が発表された時代が古く、その後、統合失調症の診断基準や統計解析の手法も変わっているので、もう少し新しい論文がないか調べてみました。そのうちの一つが、台湾からの２０１７年の論文です（Chou et al., 2017）。この研究での第一度近親に統合失調症を持つ人がいる場合の相対リスク（一般人口に比して統合失調症罹患のリスクが何倍になるか）は 6.30（6.09–6.53）、第二度近親のそれは 2.44（1.91–3.12）です（括弧内の数字は信頼区間）。他には、きょうだいの相対リスク9.0(8.5–11.6)というスウェーデンの研究(Lichtenstein et al., 2009)があります。これらの最近の研究も踏まえ、思い切って単純化するなら、総じて、第一度近親に統合失調症を持つ人がいる場合の相対リスクは10倍程度、第二度近親の場合は2~3倍というところでしょうか。一般人口での統合失調症の生涯有病率を単純化して1%としてみましょう。先ほど述べたように、第一度近親に統合失調症を持つ人の相対リスクがおよそ10倍ですので、生涯有病率は10%という見積もりになります。もう少し遠い親戚、たとえば祖父母やおじおば(いずれも第二度近親)がこの病気を持つ場合には、同様の計算で、生涯有病率の見積もりは2~3%ということになります。これらのデータを基に、ある特定の個人が今後統合失調症を持つ確率を見積もる場合には、第2章で紹介したこの病気の発症年齢の分布も考慮しなくてはなりません。好発年齢を過ぎれば、発症の確率はより低くなるからです。

もしかすると統合失調症の「遺伝率」は80%という高い数字であるということをどこかで目にされた方もいるかもしれません。この遺伝率という数字は、一卵性双生児間の相関から二卵性双生児間の相関を引き算して2倍した数字として求められる数字なのです。これはある病気について遺伝的要因と環境的要因のどちらがどの程度強く寄与しているかを見積もる指標であり、それはそれで意味のある数字なのですが、うっかりすると、親がこの病気を持っていた場合、子どもがこの病気を持つ確率が80％であると誤解してしまいそうになります。実際にはその確率は80％よりははるかに低い数字、すなわち10％程度になります。

結婚や出産を間近に控えている方で、自分自身や結婚相手、あるいはそれぞれの親族に統合失調症を持つ方がいる場合、遺伝のことを非常に心配しておられる方がいます。また、お子さんがこの病気を持たれた場合、自分自身や配偶者、あるいはその親族からの遺伝の影響を重荷に感じておられる方がいます。「この病気は遺伝するのでしょうか？」という質問を統合失調症の患者さん、あるいはご家族から投げかけられた場合はこうしたデータに基づいてお答えすることにしています。そして遺伝に関する具体的数値を、その解釈も含めてお伝えすると、ほとんどの方はそれまでの不安が解消し安堵していただけます。

なぜ原因がわからないのか

遺伝の関与はわかっていても、統合失調症を持つ人の大半を説明できるような具体的な遺伝子は突き止められていません。ゲノムワイド関連解析という方法によってＤＮＡの一塩基多型（ＤＮＡ配列中の一か所の個人差）と統合失調症の関連をみた研究では、関連する一塩基多型が多くみつかってきているものの、統合失調症リスク遺伝子を持つことによるオッズ比はほとんどが1.2以下という小さな値です。先に述べた代表的な環境因のオッズ比が2〜3という低い数値であることを示しましたが、それよりもさらに小さな数値ということになります。一方で、DNAの配列が千から百万という大きなオーダーでまとめて欠落している、あるいは逆にその部分の配列が余分にコピーされているような大規模な遺伝子変異をコピー数多型という言い方をしますが、こちらのオッズ比はその多くで2〜10程度という値、高いものでは50倍以上(22q11.2欠失症候群として知られる、2本ある22番染色体のうちの1本の部分欠失)というかなり高い値になります。ただ、このタイプの遺伝子変異はそもそもその遺伝子変異を持つ個人が非常に少ないため、人口の1%近くに生じる統合失調症のごく一部しか説明しないのです。

こうした話をすると、統合失調症の原因はなぜわからないのか、どうして精神科では原因が見つけられないのだ、とお叱りを受けそうです。たとえば血液内科とか腫瘍内科では原因がわかってくるような疾患がたくさんあるのに、精神科だけがどうしてだめなのかと。それは精神科で研究をしている人の能力が低いからではないかという、ちょっと失礼な質問を受けることさえあります。

もちろんその可能性はないわけではないのですが、恐らくそうではなくて、精神疾患の概念的構造がそういうふうになっているのです。精神疾患の症状の多くは主観的な心理状態で定義

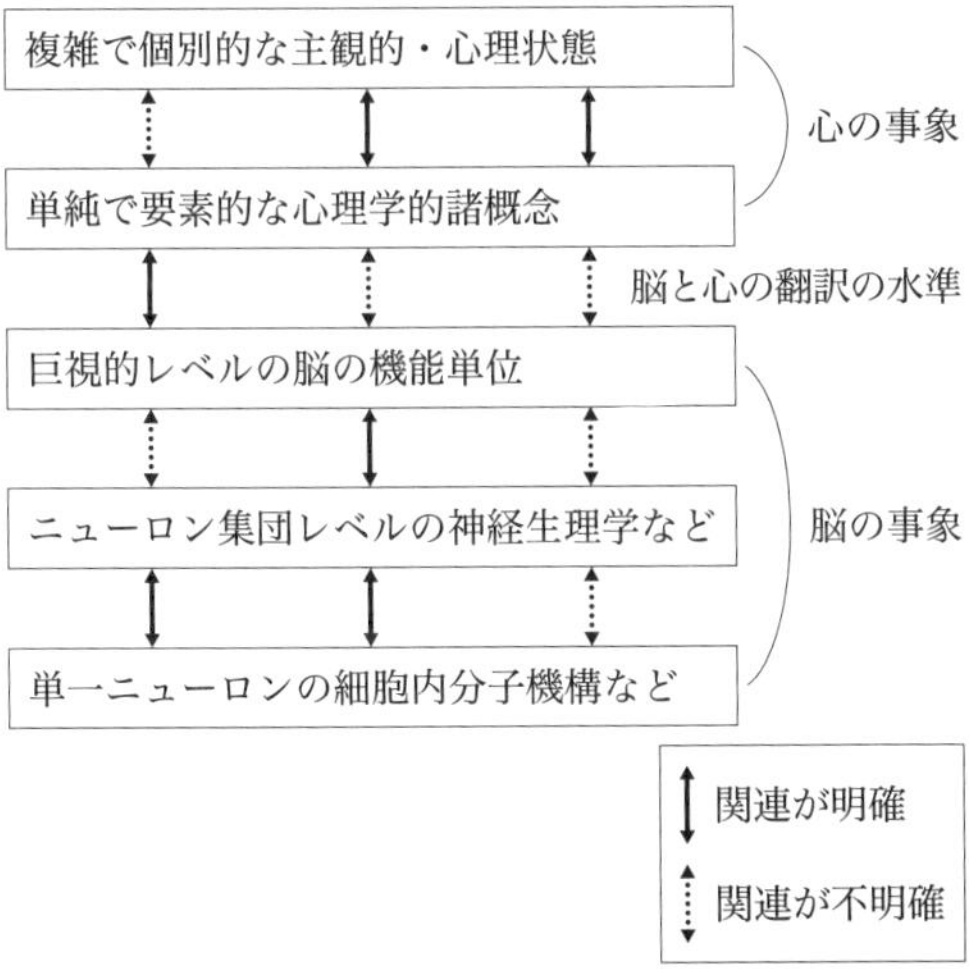

図 5-3　心の現象と脳の現象の多層構造

されているわけです。つまり、本人が感じたことを言葉にしたものを精神科では「症状」と呼ぶことが多いのです。ですので原因を説明するといっても、それはたやすいことではありません。一昔前であれば、精神分析の理論などで説明して、つまり心の現象を心についての理論で説明して、それで皆さんに納得していただけたかもしれません。ただ、現代社会において、病気の原因を説明せよ、ということで皆さんが期待するのは、物質のレベルでの説明です。その説明をしないと大多数の人には納得していただけません。図5―3に心の現象と脳の現象の階層性を示しました。ある層とすぐ下の層の関係についても、すべての関係が明らかになっているわけではなく、一部の関係についてははっきりしていますが(実線)、まだわかっていないことも多いのです(破線)。心の現象と脳の現象を結びつけようとするときには、この心細い関係を手がかりにしつつ、何層も離れた階層の間の関係を明らかにしようとしているのです。つまりこれは非常に複雑なことをしようとしているわけです。

心の現象を何とか脳のレベルまでもっていっても十分とはいえず、脳の中でも、それを扁桃体とか海馬などの機能領域に落として、さらにはニューロンなど微視的なところに落として、それから最後、細胞内に落としこまないといけないのです。血液内科であれば、そこまでの作業は必要ありません。ある種の白血病の原因について、血球内の分子病理、血球のクローンレベルを調べればそれで済むのですが、ところが、精神疾患はもともと主観的な心のレベルで定義されているものを、分子病理にまで落とさないといけないということになりますので、やろうとしていること自体が難しいのです。そういう意味で、そう簡単にはいかないことにはそれなりに理由があるのです。

島崎藤村の『夜明け前』を読む

統合失調症の原因について、遺伝の関与はかなりはっきりしているが、遺伝子がわかっていない、一方で環境因子についてはこれといったものがみつかっていない、ということを本章では述べてきました。最後に、ここまで述べてきたことと矛盾するかもしれない話を二つ述べて本章を締めくくりたいと思います。

一つ目は島崎藤村の『夜明け前』についてです。本作は日本近代文学の傑作の一つとされる長編小説です。主人公の青山半蔵は島崎藤村の父がモデルとなっています。青山半蔵は、国学者である平田篤胤の信奉者でしたが、時代は幕末から明治維新を迎えます。

天皇を中心とした新政府建設の途上、半蔵は時流に乗ることになります。ところが、ほとんど重なるようにして襲う西洋近代化の中で、一度は乗った時流から振り落とされ、半蔵は完全に取り残されていきます。そして、今日でいうところの統合失調症の症状を発症し、座敷牢の中で生涯を閉じます。自らの肉親の悲劇を肌で感じてきた島崎藤村による迫真の筆致により、廃仏毀釈から西洋近代化という極端な時代の振れの中で、熱烈な平田篤胤の信奉者の青山半蔵の心が亀裂を来たしていくという「物語」に読者は誘い込まれていくのです。

特別な時代に特別な人が生まれ合わせることが統合失調症を生じさせるというのであれば、そのことは私が本書で主張しようとしている、「統合失調症は普通の病気である」という考え方と矛盾することになります。

本章で述べてきたように、統合失調症については家族歴以外の強力なリスク因子は特定されていません。ですので、青山半蔵は例外であり、統合失調症を持つ大多数の人については、養育環境、時代のうねり、などとは関連なく、「普通の病気」として、遺伝要因に特別なことでもない様々な環境要因が組み合わさって、どんな時代でも大差なく生じると考えるのが、科学的に健全な発想でしょう。また、病気の原因を決め打ちした結果としての「統合失調症を誘発する母親仮説」のような悲劇を考えると、はっきりとした科学的証拠もないのに、病気の原因を深読みすることは科学的に不健全なだけでなく、道義的にも好ましくないことでしょう。

ただ、本章で述べてきたような遺伝・環境因についてのスタンダードな事実と考え方を押さえた上であれば、医療者や患者さんを支える人は、文学作品としての『夜明け前』を読むように、それぞれの患者さんの統合失調症という病気について考えてみてもよいのではないかと思っています。この病気を持つ患者さんの多くは自らの病気を、本章で述べてきたようなリスク因子についての冷静な分析ではなく、自らの人生に降りかかった「物語」と捉えています。そして、他の人と共有することができない体験に苦しみ、圧倒されるような孤独の中に置かれています。原因探し、犯人捜しという視点でなく、患者さんの近くにいる人が、その「物語」を共に読み進め、読み解いていくことは、患者さんにとっては大きな救いとなるかもしれません。

「統合失調症を誘発する母親仮説」の再考

二つ目は、もう一度「統合失調症を誘発する母親仮説」の蒸し返しです。統合失調症の原因を母親に求めてきた道義的問題への反省もあって、家庭環境の統合失調症への影響は、強く否定されてきました。私もそのようなスタンスに強く賛同しています。ただ、最近のデータからは、トラウマ体験を持った子どもほど将来、統合失調症を持つ確率が高いことが示されていきます(Varese et al., 2012)。

この結果についてどのように考えるべきでしょうか。この場合の相対リスクはたかだか3未満です。相対リスク3未満という数字が如何にぼんやりしたものであるかは先ほど述べました。トラウマ体験を持った子どもでさえ、将来、統合失調症を持つ確率は3％未満では、「統合失調症を誘発する母親仮説」が正しいとはとてもいえないでしょう。

心の病気については本能的に家族関係や人間関係にその原因探しをしてしまう、という「素人感覚の錯覚」には十分に気をつける必要があります。しかし、その影響はかなり小さいものであるということは確認した上で、幼児期のトラウマ体験と統合失調症に関連ありとする最近のデータを、もう一度、中立的な目で見てみること自体は意味のあることでしょう。

病気のリスク因子を遺伝と環境に分けて考える視点からは、統合失調症については、遺伝因は大きいが環境因は目立ったものがない、という結論になってしまいます。ただ、統合失調症に関係するかもしれない多くの因子は、現実には遺伝と環境の相互作用で生じてきます。先に述べた「知能」は、その代表です。

実は、遺伝・環境の相互作用説は、「脆弱性・ストレスモデル」などという名称で古くから統合失調症を説明するのに使われてきた仮説でした。ただ、かつては、絵空事のような仮説であり、原因不明で20歳代に生じてくる病気を説明するために、苦し紛れに言われた仮説という面がありました。

しかし、研究手法が洗練されていく中で、「遺伝的な意味での統合失調症の生じやすさを持った子どもに特定の環境が作用したときに、統合失調症は高い確率で生じるのではないか」という遺伝・環境相互作用説は、具体的に検証可能な仮説にようやくなりつつあります。小児期トラウマ体験と統合失調症の関連についても、こうした視点から、もう一度見直すべき時期にきているのかもしれません。

第6章　治療

次に治療について考えてみましょう。

初診時

1．治療の場所の判断

第1章で紹介したA子さんの事例を振り返ってみましょう。当日、診察を担当した私は、まずA子さんに自己紹介をし、コミュニケーションをとる努力を重ねましたが、A子さんは、小声で独り言を繰り返すばかりでした。私は、診断としては統合失調症の診断をまず考えました。しかし、診断がはっきりするのは、結果的には何週間も後のことです。確実な診断が決まらないこの時点で、医師である私は、治療の第一歩である重大な判断をしています。それは、治療の場所の判断です。すなわち、①治療の必要なし、②外来治療が必要、③入院治療が必要、のいずれとするかの判断を行っているのです。

統合失調症であると診断した場合、何らかの治療を行うことになりますが、急性期(初回エピソード)であったとしても、必ずしも入院治療が必要となるわけではありません。身体の状態が危機的ではなく、初診時の説明で、治療の必要性について理解し、納得いただける場合には、外来のみで急性期の治療を行うことも頻繁にあります。その場合、薬の副作用などについて、十分な説明を行った上で、次回の受診予約を1週間以内の日に設定し、予想外に病状が悪化した場合などには、予約外でも受診してよいことを伝えます。同居家族がおられることは、外来のみでの治療を行う上ではプラスになります。その場合はご家族にも、患者さんに対するのと同じようにこの病気について説明し、受診や服薬の促しや、急変時の受診の付き添いなどをお願いすることになります。

2. 入院形態の判断

A子さんの場合、診断は暫定的に統合失調症と考え、私は入院が必要と判断をしました。ここで必要となるのが「入院形態」の判断です。入院形態というのは精神科独特の用語ですが、入院形態には、自発的入院としての任意入院と、非自発的入院としての医療保護入院、措置入院などがあります。A子さんの場合には、本人の健康や生命を考え、まず、どうみても入院治療をすることが本人を利するという判断をしました。ところが本人が入院に同意できない状態であったことから、非自発的入院の一つである「医療保護入院」という入院形態での入院治療に踏み切ったわけです。そして、治療に同意していない本人になんとか治療を続けてもらうために、ご家族の同意を得て閉鎖病棟に入院していただきました。

3．生命リスクへの対処

病気の治療は、十分な検査をして診断が決まってからおもむろに開始される、というイメージをお持ちの方もいるかもしれません。たしかに精神科でもそのような場合も多いのですが、統合失調症の急性期が疑われる初診時では、情報収集を続けながら、診断が確定する前に治療を開始する、ということを行います。A子さんの場合でしたら、たとえば、「では1週間後に次の検査をしましょう」と言って家に帰ってもらったら、二度と受診してもらえないどころか、帰宅してそのまま食事がまったくとれなくなるなど、生命にかかわるリスクもあるからです。

生命にかかわるリスクとしては、第一に、危機的な身体の状態です。統合失調症の急性期には、本人から身体の不調についての自覚症状や、これまでの持病(既往歴という言い方を医学ではします）、過去の通院歴についての情報を得ることが難しい場合があります。何日も食事をとっていない、混乱した状況で頭部を打撲しているなど、統合失調症そのものの症状の陰に、重大な病気が隠れている可能性があります。そのため、こうした病気の可能性を常に考えつつ、検査や応急処置を進めます。統合失調症の急性期では、統合失調症そのものの治療に患者さんが拒否的であるだけでなく、それ以外の病気の治療にも拒否的になることがあります。中には、被毒妄想といって、医師や看護師が毒を盛ろうとしていると感じる人もいます。こうした場合には、拘束具を用いて身体をベッドに固定して（身体拘束と呼びます）、注射や点滴をせざるをえないこともあります。そうした期間をできる限り減らしつつ、しかしどうしても必要な場合には躊躇なく身体拘束ができることが、優れた精神科医です（図6―1）。

生命にかかわるリスクの第二は自殺です。自殺のリスクが高い場合には、保護室と呼ばれる部屋で治療を行うことになります。保護室とは、中からはドアを開けることのできない個室ですので、オブラートに包まずに言えば、刑務所の独房をイメージしていただければよいと思います。ただ、他者への危害を防止することではなく、怪我の予防や安静の確保など本人の健康維持を主眼としていますので、刑務所の独房とはその目的が大きく異なります。部屋がとても殺風景なのは、自殺、自傷のリスクを最小限にすることを考えてのことです。

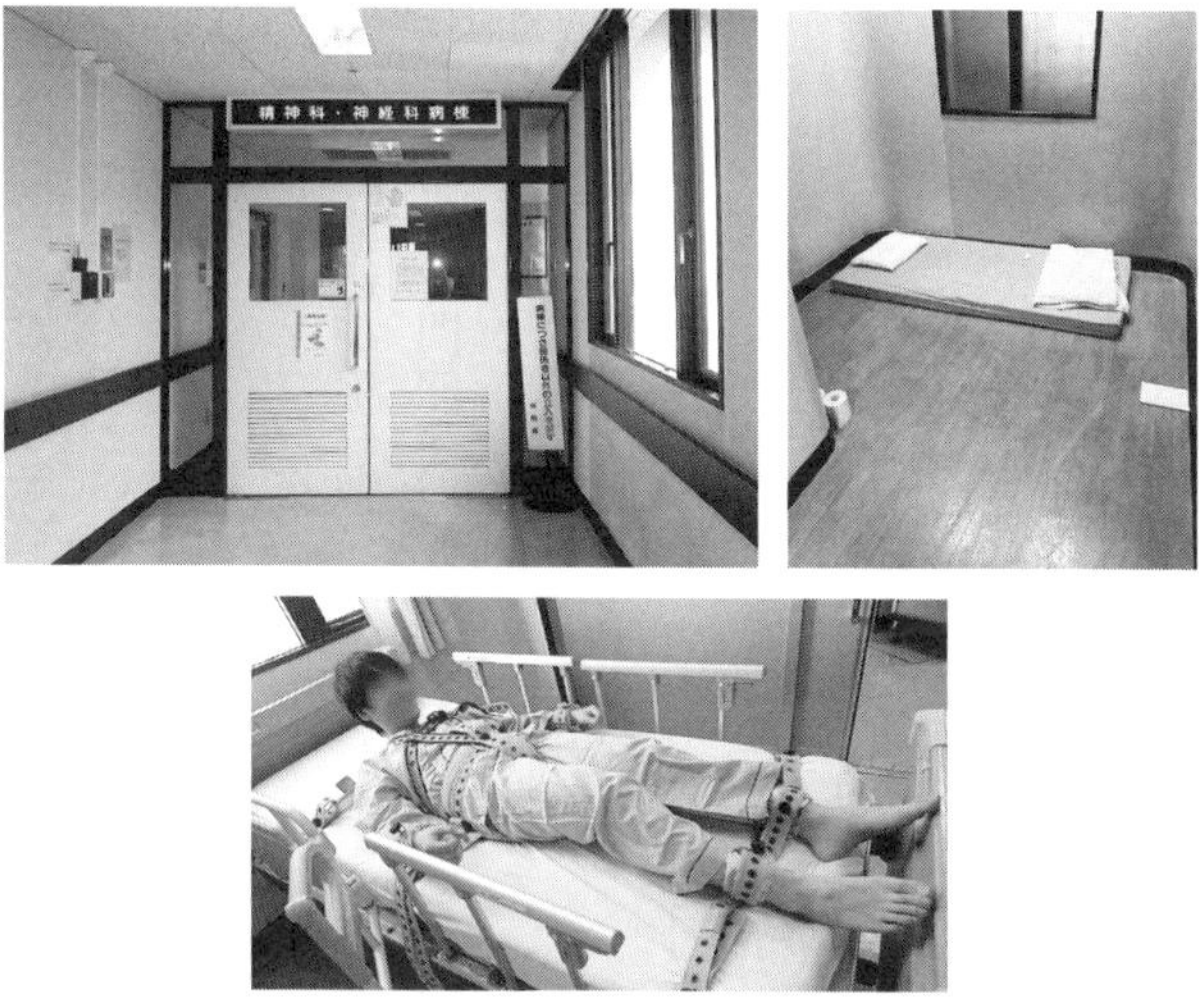

図 6-1　精神科の閉鎖病棟，保護室，身体拘束

注：身体拘束は，実際の患者さんの写真ではなく，医療スタッフの写真を，本人の同意を得て撮影，掲載しています．身体拘束は，安全性を最大限高め，かつ不快感を最小限とすることを目標とします．そのため，正しい身体拘束の方法についての講習会を，病棟では定期的に実施しています．写真はその風景を撮影したものです

4．急性期の治療

以上のような一連のことを踏まえた上で、統合失調症そのものの治療を開始します。急性期の治療は薬物療法が中心になります。精神科の薬といえば、精神安定剤をイメージされるかもしれません。実は、精神安定剤にもいろいろあり、統合失調症の場合、「抗精神病薬」と呼ばれる種類の薬を用います。抗精神病薬の作用機序は、後で詳しく述べますが、この薬は、解熱鎮痛薬のように飲めばその後の

一定時間効果があるという側面もありますが、どちらかといえば一定期間服用し続けていると効果が表れてくるという側面が強い薬です。個人差はありますが、多くの場合、1週間から数週間の治療期間を経て、患者さんはかなり落ち着きを取り戻し、当初は保護室で治療を開始せざるをえなかった方でも、一般病室での治療が可能となります。

薬での治療が中心となるとはいえ、この時期の精神的な働きかけは非常に重要です。何々療法といった専門的な治療法の名称がついているわけではないので、この時期に医師や看護師は、薬を無理やり飲ませる以外の仕事はしていないのではと思われるかもしれませんが、実際にはこの時期こそ、患者さんと医療スタッフの交流の時間がもっとも多い時期になります。患者さんからしてみたら、恐ろしい声や自分を付け狙う「闇の組織」といった病気の症状による恐怖に加え、無理やり知らない病院に入院させられてしかも外出は禁止されている、という時期ですので、安心できる他者であるように、医療スタッフはできる限り努めます。

5．寛解後、慢性期の治療

寛解後は、患者さんによって、個人差がかなり出てきます。筆者が精神科医として仕事を始めたころ、急性期の患者さんに比べると、寛解後から慢性期に至る時期の患者さんの治療はたやすいのではと感じていたことを思い出します。急性期の患者さんでは、身体の状態に気を配ったり、適切な治療薬を選択したり、細心の注意と専門性を要することがとても多いからです。それに対して、寛解後から慢性期になると、患者さんは日常生活をそれなりに安定して送っておられますし、薬も患者さんにあったものがみつかっていて、同じ処方を続けていけばよいことが多いのです。しかし、駆け出しのころの私の考えは浅はかであったと今は気づかされています。「再燃を防ぐ」一方で「希望する学業や仕事に戻る、あるいは新たに始める」ということはとても難しいことなのです。寛解後から慢性期にある患者さんのほとんどは外来で診療していますから、外来診察で話すことの大きな部分を、このテーマが占めることになります。「１００％再燃を防ぐ」ことに徹してとにかくストレスのかかりそうなことはすべて反対するのでよければ、医師としてそれは楽なのですが、時には一定のリスクをとっても、患者さんが望む人生のために「思い切ってアルバイト、始めてみますか！」といった後押しも行わねばなりません。急性期のときには、医師はやるべきことは決まっていてそれを粛々と行っていくわけですが、寛解後から慢性期におけるこうした判断には教科書に書けるような基準がなく、医師は自分自身の価値観もオープンにしながら、患者さんと一緒に、難しい選択をしていくのです。医師がすべてを決めるのではなく、患者さんにすべてを任せるのでもない、こうした意思決定プロセスのことを昨今では「共同意思決定」と呼ぶことが増えています。しかし、この「共同意思決定」は、言うはたやすく、行うのは大変難しいことなのです。

6. 再燃予防

服薬中断が起きた場合、その責任はすべて患者さんにあると考えるのは間違いです。見守るご家族がその原因となることもあります。もっともよくないパターンは、この病気を「気の持ちよう」などの精神論で理解し、薬を飲むことに反対するご家族です。ここで注意していただきたいことは、病気の発病と再燃における家族の影響の違いです。冒頭で少し述べましたが、この病気は親の養育態度とはほとんど関係なく(第5章の末尾に述べたように若干の関連はあるというデータはあるものの)生じてきます。そういう意味では、この病気の責任を、育てた親のせいにするのは大きな誤りなのです。しかしながら、いったんこの病気が始まったあとでは、親の態度は、この病気の経過を大きく左右します(第3章「予後についての説明」も参照)。

統合失調症という病気を持ったことによって、患者さんの人生は大きく変わってしまうことがあります。もともと目指していた進路をあきらめざるをえなくなることも多いのです。しかし、そういった場合にも、おおらかに見守り、新たな進路、人生を応援してくれるような家族のもとでは、この病気の再燃のリスクは大きく下がるのです。

また、服薬の中断の責任は医師の側にある場合もあります。統合失調症の治療薬は、眠気や体重増加など我慢しようと思えばできないことはないけれども、服用している当人からすれば深刻な副作用を起こすことがあります。こうした副作用を最小にする工夫を行うことが医師には求められます。そして、それでも副作用が残る場合は、再燃の予防のためには若干の副作用は我慢してもらうことが必要であることの、合理的な説明を行わなければなりません。こうしたことが不十分であれば、服薬を中断したことに対して、医師はその責任を患者さんだけに押しつけることはできないはずです。

薬物療法

1．ドパミン拮抗薬＝抗精神病薬

統合失調症の治療は薬の治療が中心である、という話をここまで繰り返し述べてきました。では、統合失調症の薬とはどのような薬なのでしょうか。

統合失調症の薬物療法について、難しく考え過ぎている人たちがいるように思います。「木を見て森を見ず」にならないよう、統合失調症の薬物療法について、私が、この分野の専門の人に対してさえ、まず話すようにしていることは、次のことです。

統合失調症に効く薬というのは、実は、その原理は非常にシンプルで、すべてドパミン拮抗薬なのです。私たちの脳は、神経回路という非常に複雑な回路で成り立っていることは皆さんも聞いたことがあると思います。つまり複雑な網のような回路の中で情報伝達が行われているわけです。ただ、この網は蜘蛛の巣のようにすべて繋がっているわけではありません。脳も人間の身体の一部ですので、細胞でできています。脳の中にはたくさんの種類の細胞がありますが、特に、神経回路を構成する細胞で、脳の細胞の代表とみなされているのが、神経細胞(ニューロン)と呼ばれる細胞です。こうした細胞が140億個ほど集まって、人間の脳ができているわけですが、これら140億の細胞がばらばらでは、互いに情報の伝達ができず、脳としての役割を果たすことができません。この情報伝達のために、神経細胞と神経細胞の間のところで、情報伝達のメッセンジャーになる化学物質がいくつか存在するのです。たとえば、グルタミン酸、GABA、セロトニン、ドパミンなどと呼ばれる物質です。伝達物質は一種類でなくなぜ何種類もあるのかなど色々と疑問は湧いてきますが、ここでは、その疑問には答えず、現実に伝達物質がいくつもある、ということをお伝えするにとどめます。そして、これが不思議なことなのですが、それぞれの伝達物質は、人間の脳の機能に関して、それぞれが異なる側面と関係しているのです。たとえば、セロトニンの働きを弱めたり強めたりすることで起きる私たちの脳機能の変化と、ドパミンの働きを弱めたり強めたりすることで起きる変化は違うのです。

神経伝達物質による情報伝達の受け手側の神経細胞には、送り手側の神経細胞から分泌された神経伝達物質を受け止める分子が備わっています。ドパミンの受け手となるのはドパミン受容体という分子です。分泌されたドパミンがドパミン受容体に結合すると、情報伝達がうまくいくという仕組みです。ドパミン拮抗薬とは、言ってみればドパミン受容体に蓋をするように結合することで、ドパミンが放出されてきても、ドパミンが受容体に結合できなくなり、ドパミンによる情報伝達を弱めてしまう、そういう薬です。

そして、統合失調症では、ドパミン拮抗薬が、特に幻覚・妄想の治療において効果的である、ということが明らかにされているのです。

統合失調症を持つ人の脳の中で具体的にいったい何が起きているのかはほとんど不明で、実際、ドパミン量が増えているのか減っているのかさえはっきりとはしていません。しかし、現に、ドパミンの働きを抑える薬が、統合失調症の幻覚・妄想に効果があるという事実から、統合失調症の脳で何が起きているのかについての最も有力な仮説とされているのが「ドパミン仮説」です。そしてこの「ドパミン仮説」を発展させ、幻覚・妄想がなぜ起きるのかをうまく説明したのが、第2章で紹介した「異常セイリエンス仮説」なのです。

多少の専門知識を持った人からは、次のような反論が聴こえてきそうです。「統合失調症の薬はどれもこれもドパミン拮抗薬であると簡単に言うが、第一世代抗精神病薬の弱点を克服した第二世代抗精神病薬のことを知らないのか。MARTA、ドパミン部分アゴニストのことを知らないのか」などなどです。たしかに、統合失調症の治療薬には作用機序がそれぞれに異なる薬がたくさんあります。しかし、こうした様々な薬物も主作用としてはドパミン拮抗作用であり、それゆえ統合失調症に効果があるのです。この基本を押さえた上で、細かな違いについての知識を深めたほうがよいと私は考えています。

ドパミン拮抗薬として最初に「発見」された化合物はクロルプロマジンと呼ばれる薬でそれは1952年に遡ります(第7章参照)。その後、多くのドパミン拮抗薬が統合失調症の治療薬として開発されてきましたが、ドパミン拮抗作用を持つこれらの薬は別名「抗精神病薬」と呼ばれます。精神病という言葉の意味については第3章ですでに述べました。精神病とは精神科の病気すべてのことではなく、幻覚・妄想という症状の集まりのことです。そして精神病状態を示す病気の代表が統合失調症なのです。ちなみに、精神科で用いられる薬全体は、向精神薬という言い方をします。紛らわしいですが、この用語の違いは重要です。統合失調症の場合、向精神薬の中でも特に抗精神病薬を治療に使う必要があり、抗精神病薬以外の向精神薬、たとえば抗うつ薬を使っても、効果が期待できないのです。

2. クロザピンと持効性注射薬について

現状での統合失調症の治療薬はドパミン拮抗作用を持った薬であるということは押さえていただいた上で、以下の2点については補足しておく必要があります。一つ目はクロザピンという名前のドパミン拮抗薬です。クロザピンはドパミン拮抗薬の一つではあるのですが、他の抗精神病薬では無効、あるいは効果不十分な場合でも効果を発揮することがあるため、ドパミン拮抗作用以外の未知の作用機序をもっているのではと注目されています。もう一つは持効性注射薬と呼ばれる薬です。薬の中身は内服する抗精神病薬と変わらずドパミン拮抗薬なのですが、この薬は特殊な注射剤であり、一度注射すると1か月程度の期間ゆっくりと注射部位から体内に送られ続けるという性質を持っています。患者さんとしては、毎日薬を飲まなければならないという煩わしさから解放されるというメリットがあります。しかし、それ以上に大きなメリットは、統合失調症の場合、いったん病気が悪化し始め急性期が再燃すると、自分が病気であるという認識が乏しくなる可能性があることと関係しています（第8章で解説する病識の欠如）。薬は毒であるという妄想さえ始まるかもしれません。そして、病気の悪化、薬を飲まない、病気がさらに悪化、さらに薬を飲まない、という急激な負の循環が生じます。薬を飲むと体内に蓄積することを心配される患者さんも多いのですが、口から服用する錠剤は、長くても数日もすればそのほとんどが分解、排出され、身体の中から消えていきます。そのため、たいていの薬は毎日服用する必要があるのです。

持続性注射薬は、急に体内から必要な薬が失われないというその特徴によって、統合失調症という「病気の治療が必要であるという本人の認識をその病気の症状自体が強力に覆しにかかる」病気においては、大きな力を発揮する場合があるのです。

3. ドパミン拮抗薬の副作用について

あらゆる薬と同様に抗精神病薬にも様々な副作用があります。その副作用の代表が錐体外路《すいたいがいろ》症状という難しい名前で呼ばれる副作用です。錐体外路症状にも様々な症状があるのですが、ここではその代表であるパーキンソン症候群に限って解説します。

パーキンソン病という病気のことはご存知の方も多いでしょう。これは脳の中のドパミン神経が脱落し、簡単に言うと脳の中のドパミンが減ってしまう病気です。症状としては、小刻み歩行や安静時の振戦(震え)などが有名ですが、加えて行動や思考全体がゆっくりになっていくという特徴があります。

抗精神病薬には、ドパミン自体の量を減らす作用はないのですが、ドパミンの神経伝達を止める作用があるので、結果的には、パーキンソン病と同じような状況を、薬を服用する人の脳の中に作ってしまうことになります。このことを薬剤性パーキンソン症候群と呼びます。

そんな副作用のある薬を飲むのは怖いと誰でも感じられることと思います。そこで、抗精神病薬による治療では、薬の量の調節が非常に重要になってくるのです。簡単にいうと、パーキンソン症候群を起こさない程度の量で、しかし、幻覚・妄想には効果のある量での治療を目指すことになります。

どんな薬でもそうですが、同じタイプの薬をたくさん重ねると、副作用のリスクが高まります。抗精神病薬についても同様で、効果が不十分だからといって、数種類の抗精神病薬を重ねて飲むと、ドパミン拮抗作用が、副作用の危険域を超えてしまう可能性が高くなります。そういうこともあって、精神科医は、抗精神病薬をできるだけ一種類にすることを目指して薬物療法を行うのです。

心理療法または精神療法

統合失調症の治療は薬物療法が中心であると言うが、いわゆる「カウンセリング」はやっていないのか、と疑問に思われる方もいらっしゃるかもしれません。このことにお答えするには、まずカウンセリング(心理療法、精神療法もほぼ同じ意味です)を、基本レベルとしての「支持的精神療法」、応用レベルとしての「特定の技法による精神療法」の二つのレベルに分けて考える必要があります。

統合失調症の急性期の患者さんは、幻覚や妄想といったこれまでに体験したことのない恐怖と、それを他者に打ち明けたところで理解されることはないだろうという圧倒的な孤独の中にいます。このような状態にある方に関わる治療者は、まず、信頼関係を結び、そして、落ちつきや意欲を取り戻すことを手助けする役割を果たすことになります。これが、基本レベルとしての支持的精神療法ということになります。具体的には、患者さんの話をよく聴き、理解を言葉や態度で示し、ねぎらいや励ましの言葉を添えます。このことを、精神科では「傾聴」と呼び、基本レベルの精神療法において最も大切にします。傾聴を続けながら、混乱状態にある患者さんの言葉を少しずつ整理していきます。病気についての説明、治療への取り組み方についての情報提供も少しずつ行いますが、指示や説得は最小限にとどめます。この意味での精神療法は、精神科医療の中で、それがどんな病気であるかにかかわらず、基本とされることがらです。「カウンセリング」という言葉のイメージとは異なり、それを行う場も、患者さんの状態に応じてベッドサイドなどで臨機応変に行います。医師や心理師だけでなく、看護師など治療に関わる者が、こうした姿勢で臨みます。このことは、おそらくは精神科医療に限らず、医学一般や、あらゆる種類の対人支援の場で、基本とされることがらでしょう。簡単そうにみえますが、治療を拒む患者さんに対して、治療者は、入院していただき、また薬を服用していただく、といったことを毅然として伝えていかねばなりませんから、その一方で、温かく穏やかに患者さんに接していくということは、たやすいことではないのです。

応用レベルの精神療法とは、あくまで基本レベルの精神療法の土台の上で、そこに加えて、患者さんの具体的な問題、たとえば対人関係の悩みやネガティブな思考パターンに対し、それを変化させる働きかけに相当します。多くの場合、週1回1時間、計10セッションというように、決められた時間と回数で行い、特定の教材を使うこともあります。統合失調症についても、たとえば妄想を対象としたメタ認知トレーニングなど、様々な技法が開発されています。統合失調症の認知機能障害の改善を目指した認知リハビリテーションを実施する医療機関が増えてきていますが、これも広い意味では、応用レベルの精神療法と言ってよいでしょう。

第4章で鑑別診断の対象として挙げた「旧・神経症」に該当する病気の中には、認知行動療法など、応用レベルの精神療法が治療の中心となることも多いのですが、統合失調症の治療では、前者の基本レベルの精神療法が圧倒的に重要となります。というのも、支持的な対応と薬によって急性期を乗り切ったら、その後は生活のこと、家族のことなど、日常的・現実的な話題が多くなってくるからです。応用レベルの精神療法は必須の治療ではなく、変化を加えたい症状や問題がそれぞれの患者さんで絞られてきたときの一つのオプションと考えておくのがよいでしょう。

本書では、統合失調症の治療は薬物療法が中心である、と繰り返し述べてきました。薬物療法についても、それはあくまでも基本レベルの精神療法を前提としたうえでの話です。精神科の他の病気の中には、基本レベルの精神療法、プラス、応用レベルの精神療法で治療することが推奨されるものがあるのに対して、統合失調症の治療では、基本レベルの精神療法、プラス、薬物療法が標準的治療となるのです。

電気けいれん療法という治療

昔、まだ、抗精神病薬が発見されていない時代、統合失調症の治療は試行錯誤の連続でした。それらの治療の中には、科学的証拠が乏しいのに見切り発車で行われたもの、本来、医療は患者の健康のために実施されるべきなのに、社会防衛や場合によっては懲罰という意味合いで行われたものなど、「怪しい」治療法がたくさんありました。これは精神医学の歴史における影の部分であり、次章でも考えていくことにします。そうした様々な怪しい治療法は、抗精神病薬の登場によって姿を消していくことになりました。ところが、抗精神病薬は万能ではありませんし、かつての怪しい治療法の中から、怪しいどころか非常に有効かつ安全性も高い治療として復活を遂げたのが、電気けいれん療法と呼ばれる治療法です。

精神科の病気の中では、電気けいれん療法は、特にうつ病に効果があることがわかっています。しかしながら、統合失調症についても、その一部で電気けいれん療法が効果的であることがわかっています。

頭部に電極を装着し、脳に短時間電流を流すと、神経細胞(ニューロン)が興奮して、てんかんという病気で起きるのと同じ発作活動が生じます。このことがなぜ統合失調症に効果があるのかはまったくの謎なのですが、統合失調症の緊張病症状(第2章参照)にはこの治療法は効果があり、また即効性があるのです。統合失調症の様々な症状の中でも緊張病症状は命にかかわることもあり緊急な治療を要する症状ですので、薬物療法よりも即効性のある電気けいれん療法は非常に効果的な治療手段になります。頭に電気を流す、と聴くと大変恐ろしいことのように思われるかもしれませんが、この治療は麻酔科医の立ち合いのもと全身麻酔をかけて行います。また、発作を誘発するために全身がけいれんして怪我をするようなことがないように、つまり、発作が脳の中だけで起きて、身体にけいれんが起きないように、筋弛緩剤を使います。その時、呼吸が止まるので、人工呼吸を行います。

このような配慮により、電気けいれん療法は、その印象とは違って、現在、非常に安全性の高い治療法となっています。ただし、この治療法を実施することを考慮するのは、統合失調症を持つ人のごく一部に限られます。

薬を使わない治療という選択

多くの患者さんから、(電気けいれん療法など論外なのはもちろんのこと)薬を使わない治療法はないのか、との質問を受けることがあります。漢方薬で治せないのか、とおっしゃる方もいます。どんな病気であっても、薬を使わず治療をしたいというのは、人が持つ極めて自然な感覚です。特に精神科の病気の場合、説得や勇気づけなどの言葉、あるいは、人と人の交流で心が開かれることによって病気がよくなることを期待するのは、自然なことです。また、宗教・信仰によっては、薬での治療を悪とみなす場合もあるでしょう。

統合失調症の治療において抗精神病薬を一切使わない、という考えには、私は同意できません。特に急性期には、できるだけ早く精神病状態を収束させることは、生命を守るという点でも欠かすことのできないことです。そして、このことは私一人の考えではなく、現代医学のスタンダードな考えです。急性期の後、薬物療法を行う場合と行わない場合の再燃率のデータを第3章で示しました。急性エピソードの後、薬物療法を続けた場合と続けなかった場合、7〜12か月後の再燃率は、前者の再燃率が27％、後者の再燃率が64％ということでした(Leucht et al., 2012)。一度エピソードが再燃してしまうと、就労や学業の中断、数週間から数か月の入院加療というように、本人の人生には大きな損失となります。再燃率にこれだけの差があれば、少なくとも治療開始から2年程度は、薬物療法を中断するという選択は、原則としてはありえないのです。しかし、多くの人の自然な感覚が、「心の問題は薬を使わずに治すべきだ」というものである以上(この感覚を、私はこれまで述べてきた「素人感覚の錯覚」の一つとして貶めるつもりはありません)、病気による被毒妄想などではなく、患者さん自身の本心・主義として薬を使わないことへの希望が強い場合には、ある程度までその希望に沿うこともあります。仮にそのことによって再発リスクが多少高まり客観的にみると患者さんの人生にとって多少の不利益になることが予想できても、抗精神病薬を減らす、また、抗精神病薬を中止するという選択肢をとることもあります。

また、治療開始から1～2年は薬物療法で再燃率が大きく改善するということは確実なのですが、それ以上長い期間、たとえば10年、20年になると、薬物療法を続けるほうがよいのか続けないほうがよいのかについての研究は十分になされておらず、また結果は一貫していません(Murray et al., 2016)。多くの研究は、少なくとも減薬することが望ましいことを示しています。ですので、治療開始から2年を経て、急性期が再燃していない場合には、「薬を使いたくない」という患者さんの信念の有無とは別の問題として、医師は、少なくとも減薬、場合によっては処方の中止を、専門家としての合理的判断として検討することになります。

急性期、寛解期を問わず、薬を一切使わない治療は、患者さんだけでなく精神科医にとっても夢といえます。そんな方法があれば素晴らしいことでしょう。途上国のほうが先進国より統合失調症の予後がよいというデータが一時広く信じられていたことがあり、薬物療法を中心とした現代のスタンダードな精神科医療の批判の根拠として紹介されることもありました。しかし、もとになった資料およびその分析には根本的かつ多くの方法論的問題があることが明らかになっています(Cohen et al., 2008)。

薬に頼らない治療法は、折々に世に出てきます。最近では、フィンランド発祥の「オープン・ダイアローグ」と呼ばれる治療法が脚光を浴びています。こうした治療法はまったく無根拠というわけではなく、効果に関するしかるべき証拠をもっています。ただ、薬を使わない治療への(私自身も含めた)世の中の期待があまりに大きい分、こうした治療法が魔法の治療のように宣伝されている場合には、そうした論文や報道を慎重にみるようにしています。少なくとも、こうした治療が薬物療法を不要にする夢の治療であることはなく、薬物療法を助け、薬の量を少なくすることができるかもしれない治療法として注目しています。

死亡率ギャップ

統合失調症の治療というと、幻覚・妄想であったり、陰性症状であったり、いずれにしても精神症状の治療のことを思い浮かべます。「統合失調症という病気の治療」ということであれば、それで正しいのですが、ただ、「統合失調症を持つ人の治療」ということになると話は変わってきます。

一つ、大変ショッキングなデータがあります。それは、統合失調症を持つ人は平均寿命が短いというデータです。このことは経験のある医師でもなかなかイメージしづらいことです。ところがデータとしてみると、平均寿命に換算して10％から20％寿命が短くなるということが示されているのです（Nielsen et al., 2013, Tanskanen et al., 2018, Hjorthøj et al., 2017）。このことを「死亡率ギャップ」と呼びます。平均寿命が80歳とした場合、72歳から64歳で亡くなるということですから、放っておくことができない数値です。では、統合失調症を持つ人は、どうしてそんなに早く亡くなるのでしょうか。

1．自殺

一つは自殺です。平均寿命の損失のうち28％を説明するのが自殺による死亡であり、その頻度は、男性で一般人口の9.6倍、女性で6.8倍になるとのデータがあります（Heilä and Lönnqvist, 2003）。精神科の病気のうち自殺との関係がよく知られているのはうつ病ですが、こうしたデータからは、統合失調症を持つ人の自殺リスクは、うつ病と同等かあるいはそれより高いということになるのです。

では、統合失調症を持つ人は、どうして自殺の危険性が高まるのでしょうか。医学生への授業で、その質問をすると、「幻聴が「死ね死ね」などと言ってくるのでいたたまれなくなって衝動的に」などと答えてくれます。実際、そういうことがありますので、この答えは正解です。しかし、統合失調症を持つ人で自殺リスクが高い理由は、このように統合失調症特有の症状の影響だけではないのです。そうではなく、統合失調症を持たない人が自殺するのと同じ理由で亡くなる場合も多いのです。

では、普通の人が自殺する理由は何でしょうか。たとえば孤独とか人生での行き詰まりとか、あるいは健康上の問題とか様々なものがあります。つらい人生をアルコールで紛らわせ、アルコール依存症がさらにうつ状態や衝動性の原因になり、自殺リスクを高めるといったこともあるでしょう。こうした、一般の人が自殺するその理由が統合失調症を持つ患者さんの場合には「濃縮」してしまうのです。第9章でも述べますが、統合失調症を持つ人は、病気そのものによるつらさに加え、社会が持つこの病気への偏見によって、残念ながら、現状、苦難が上乗せされています。こうしたことも、高い自殺率の原因の一つとなっているでしょう。

2．身体疾患

平均寿命の損失のうち、自殺が28％を説明するとすれば、あとの72％は何が原因なのでしょうか。その理由は、人が死ぬとはどういうことかを考えれば明らかです。すなわち怪我か病気です。事故死や殺人で亡くなる頻度はそもそも高くないことから、72%のほとんどは、身体の病気ということになります。

では、どのような病気が、統合失調症を持つ人の寿命を縮めるのでしょうか。死亡というのは複合的な原因で生じるので(死亡診断書には心不全とあっても、そこに至るまでに様々な病気にかかっているというように)、この問いに数字ではっきり答えを示すことは難しいのですが、最も影響を与えているのは、生活習慣病に関係する病気だと思います。

統合失調症を持つ人は、身体的な健康に対する管理レベルが落ちるのです。その理由の一つは、陰性症状によって、健康管理への配慮が行き届かなくなるということにあります。ただ、統合失調症を持つ人の健康管理の不十分さは、そうした病気そのものによる結果だけではありません。青年期から成人期前期に病気が始まることも関係し、教育歴が低くなる傾向にあり、また就職を考える時期に急性期後3〜5年の、この病気のもっとも悪い時期を迎えることから(第3章参照)、収入が低い人が多くなります。端的に言えば、統合失調症の患者さんは、社会的ステータスにおいて弱者の位置にある方が多くなるわけです。ですので、結果として、一般的に社会的弱者にある方に起きるのと同じような理由で、身体健康の管理が悪くなるわけです。

教育水準が低いことは、収入の低さと関連します。このこと自体は昔からそうなのですが、これが一昔前であれば、収入の低さはさらに低栄養と相関していたのです。日本が今よりも貧しい時代、たとえば戦後の混乱期には、教育水準や収入の低い人が、低栄養と関連した感染症などでの死亡の犠牲者の多くを占めていたことでしょう。ところが今日の先進国では、教育水準と収入の相関はこれまで通りですが、これらが低いことは低栄養と関連するのではなく（もちろん個々人でみるとそういう場合もありますが）、全体としてはむしろ安価に購入できるジャンクフードや加工食品により、過剰な栄養摂取と関連するようになってきています。

つまり、現代の社会においては、社会的に弱い立場の人は、低栄養というよりは高栄養で寿命を縮めるという傾向が生じているということにわれわれは注目すべきでしょう。そして、そのことが社会的弱者の一角を占めている統合失調症の人においても起きているのです。

そういう観点で、平均寿命に関する経年変化を調べた論文を見てみましょう（図6―2、Nielsen et al., 2013）。これはデンマークからのデータですが、男性・女性とも、一般人口では、近年、年々順調に平均寿命が延びていることがわかります。一方で統合失調症を持つ人では、むしろ年々寿命が短くなっているわけです。統合失調症を持つ人の寿命損失が単に統合失調症という病気そのものの影響だとしたら、これほどはっきりとした経時的な経過を説明するのは難しいのではないでしょうか。私は次のようなことを考えています。

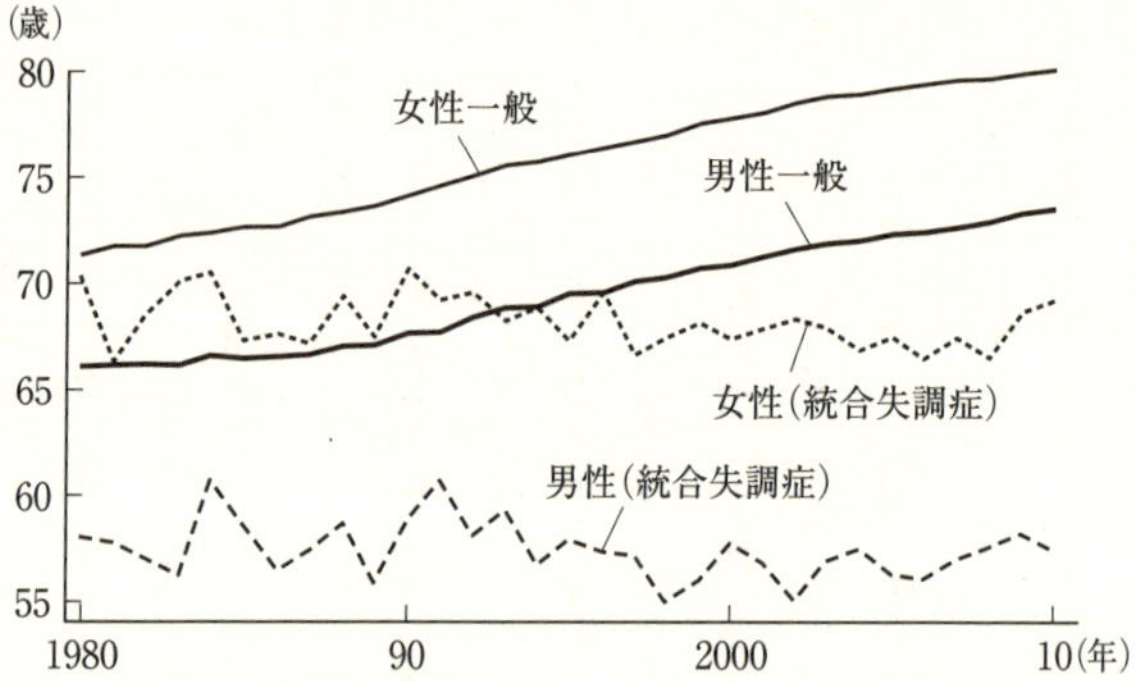

図 6-2　統合失調症を持つ人と一般人口の死亡年齢
(Nielsen et al., 2013)

………………………

もともと高福祉で有名な国だったが、何らかの理由である種の格差が国家の中で広がっている。高学歴・高収入の人は健康という意味でもさらに良い方向へと向かっている。ところが収入や教育機会という観点で社会的に弱い立場の人は、健康という意味でも弱者の立場におかれている。高学歴・高収入の人は、カロリーの高い美食や飲酒で、かつてはむしろ不健康だったかもしれない。ところが、最近は、健康志向が強まり、ジャンクフードは控え健康に配慮した食品をとり、またジムに通い、健康診断を定期的に受ける。一方で低学歴・低収入の人は、健康に関する知識が少ないこと、高価な食品を買うゆとりがないこと、さらには、人生に対する夢や希望の持ち方において高学歴・高収入の人と比べ、投げやりになりやすいことによって、生活習慣病による寿命損失につながっている。

かなりの憶測を述べましたが、統合失調症を持つ人の平均寿命の低下を考える際には、単に、統合失調症を医学疾患の一つとして見る視点だけでなく、このような一般的な社会現象との関係から見ておくことが大事だと思っています。自殺に関しても、幻聴という統合失調症に特異的な理由で起きる場合もあるけれども、そうではなくて、単身生活での孤独など、社会的弱者の人が一般に持つのと同じような要因が影響していると考えざるをえないと思います。身体疾患についても同様です。この問題はあまりに大きすぎるのですが、統合失調症という本書のテーマに限っていえば、この病気を持つ人を何らかの立場で支援する人が、この病気を持つ人の身体の健康に十分に気を配ること、それがとりあえず、すぐにでもできることです。

精神科の医療は一般の医療から切り離されているというイメージがかつてはありました。現在でも、精神科に入院する患者さんの大半が入院するのは精神科病院であるということは変わってはいません。しかしながら、統合失調症をはじめとする精神科の病気を持つ患者さんにとって、身体の健康は心の健康と同じぐらい重要であるという認識が広まってきました。筆者が働くのは、総合病院の精神科ですが、病院ができた１８９９年の４年後の１９０３年に精神科がスタートしています。開設当初から100年以上の間、精神科の病棟は病院本体から200mほど離れた場所にあります。患者さんが受付をする場所も別になっています。結核病棟なども同じように離れた場所にありましたから、精神科の患者さんは隔離しておくべきという考えが、長い間は普通のことだったのでしょう。

離れた場所に精神科病棟があることには悪いことばかりだったかというとそうでもなく、病院のはずれの広々とした敷地には、ゆっくりと散歩できるような美しい庭があり、長期入院される患者さんには憩いの場となっていました。しかし、私たちの病棟も近々、今の場所から病院本体に移ることになりました。美しい庭やゆったりした空間を離れるデメリットはあるのですが、そんなことよりも、入院する患者さんの身体の健康のことが重要になってきたからです。統合失調症の場合、精神症状のことだけであれば、急性期であっても、薬物療法の力もあって、外来での治療がかなり可能となってきています。しかしながら、同時に生じる、糖尿病、がん、感染症などのために、入院されている患者さんの半数ほどは、何らかのかたちで院内の精神科以外の科の治療も受けておられるのです。こうした状況で、精神科だけ別棟となっていることは、精神科病棟に入院している患者さんの身体疾患の急変時の対応などを考えた場合、非現実的になってきたのです。

第7章　歴史と社会制度

保安の対象か治療の対象か

統合失調症という病気の概念の歴史は、19世紀にクレペリンという精神科医がこの病気の概念の骨格をまとめたころにはじまります。しかしながら、統合失調症という病気自体は、古今東西存在し続けていたでしょうし（中には近代文明とともに発生した病気であると言って、文明批判をする人もいますが）、統合失調症という病気の概念が確立する前の時代を含めた、大きな流れで歴史をみておくことがまず大事ではないかと私は思っています。第4章では、統合失調症という病気は現代精神医学の中の一部を占めるに過ぎないという点を強調しました。ただ、その一方で歴史的には、精神医学という分野の成立に、統合失調症という病気が中心的役割を果たしたことも事実なのです。

幻覚や妄想が目立つ統合失調症の急性期の状態、つまり精神病状態について、今日私たちは、異常セイリエンス仮説などに基づいて「それはドパミン神経系の活動が活発になりすぎている状態のことだよ」と言うことができます。しかし、こうした医学・生物学的理解がなかった時代はどうだったでしょうか。誰もいない宙に向かって独り言を言っている人、幻聴の影響で急に大声を出したり暴れたりする人がいるわけです。薬もない時代ですので、こうした状態も長引きます。そうした時代には、こうした状態は病気としてではなく、神がかり、悪魔憑き、狐憑きなどといった状態とみなされることも多かったことでしょう。また、病気と考えないということは、そのような状態の人に対する社会の対策も異なってきます。一部の人は、シャーマンなどの役割を担って、今日よりもむしろ社会の中に受け入れられていたかもしれません。一方で、多くの人については、社会や国家などが、こうした人たちによる他害行為を防止するために、刑務所への禁錮や収容所への収容などで対応していたわけです。

日本では、江戸時代から明治時代にかけて「座敷牢」と呼ばれる場所に、この病気を持つ人が監禁されるということが行われていました。第5章で紹介した島崎藤村の『夜明け前』はそうした時代を描いた小説です。それでは今日で言うところの統合失調症を明治維新前の日本では病気とみなしていなかったかというとそうでもなく、たとえば、京都市の北部にある岩倉の地は、簡素な滝行を含む療養の場となっていました。

西洋諸国ではフランスの医師フィリップ・ピネル(1745―1826)による精神疾患患者の解放のシーン(図7―1)に象徴的に示されるように、監禁から医療への流れが始まりました。一方で日本では明治維新以降、西洋医学が医学の基本になったとき、「座敷牢」などでの処遇から、治療の場は精神科病院に移るようになりました。

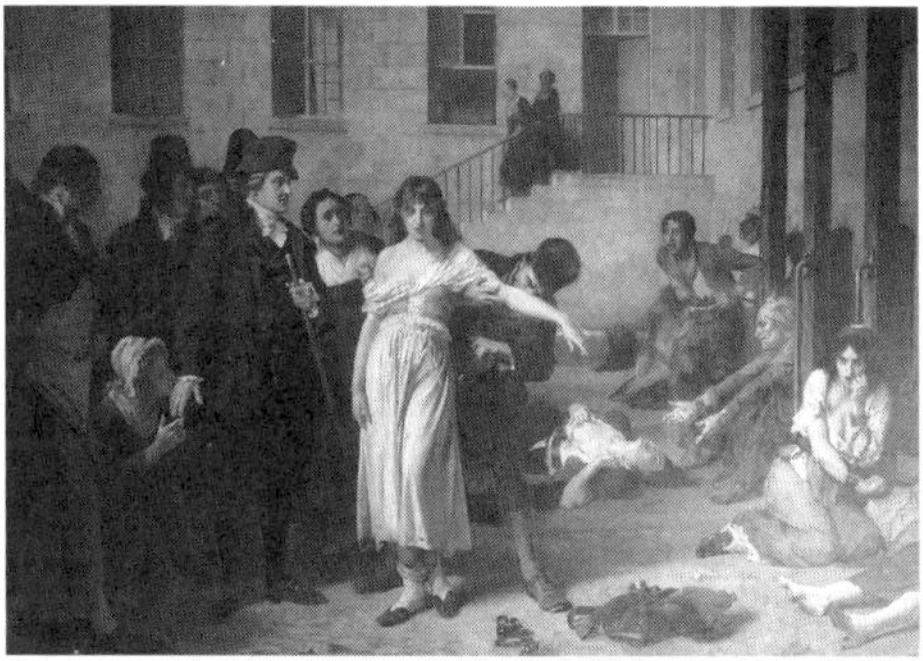

図7-1　サルペトリエール病院の患者を鎖から解放するピネル(トニ・ロベール＝フルーリー画, 1795年)

しかしながら、歴史上のある時点で、統合失調症が社会防衛の対象から医療の対象へ変わるという180度の転換が起こったわけではありません。また、これらの状態にある人の処遇の場が刑務所や座敷牢から病院に移ったからといって、それで、人道的問題、人権に対する大きな侵害が解決されたわけでもないのです。誤った優生思想によりナチスドイツが精神障害者を大量に安楽死させたT4作戦は、今日でもその検証が続いています。

また、日本では第二次大戦後の有名な出来事として「ライシャワー大使刺傷事件」という事件(1964年)が知られています。エドウィン・O・ライシャワー(19

10―1990)は、駐日アメリカ合衆国大使として日本滞在中の1964年に、統合失調症患者にナイフで大腿を刺され重傷を負ったのです。この事件の後に、日本では保安的色彩の強い法案の改正がなされ、精神科病床はむしろ急増しています。一方で同時期には長期入院患者の退院促進への取り組みも強化されていますので、精神科の医療現場は、保安的色彩と、医療的色彩の両方を持ち、折々の社会情勢の中で行ったりきたりしつつも、徐々に後者のウエイトが大きくなってきたと言うのが正確なところでしょう。

保安的色彩という点で、今日でも残されている制度の一つが「措置入院」という入院形態です。また、重大な他害行為を行った精神障害者に対する「医療観察法」に基づく制度もあらたに整備されました。

その一方で、統合失調症の医療化を大きく押し進めた要因のひとつに、統合失調症という病気の真の姿が明らかになってきたことがあります。統合失調症を持つ人は、一般に思われていたほど、他害行為の頻度は高くないということがわかってきたのです(第9章を参照)。

統合失調症の急性期の治療では、本人に入院の必要性についての自覚が乏しい場合には、閉鎖病棟への入院を行ってもらうこととなります。統合失調症の患者さんに接した経験の少ない方には、閉鎖病棟とは、外出すると他者に危害を加える可能性のある人を閉じ込めておくところである、というイメージを持っている方が多いようです。もちろん、そういう場合もないわけではないですが、今日の精神科医療では、ほとんどの場合、閉鎖病棟への入院が必要となる理由は、本人の安全の確保のためです。本人の安全が脅かされる事態としては、おおごとになるのは、幻覚や妄想に左右されての自殺、不注意からの交通事故、食事もとれない中での行き倒れなどですが、目立たないけれども頻繁に起きることとしては、糖尿病や高血圧の治療薬の中断などによる、もともと持っていた身体の病気の急激な悪化などです。また、就労中の方であれば幻覚や妄想に支配された行動が、職場や学校で不審な行動であるとみなされ、職場での本人の立場に大きな不利益となることがあります。すなわち、急性期の状態では、周囲に対してというよりは、本人に大きな危機が迫っているのです。

このように統合失調症という病気は、保安の対象であるというよりは、社会が手を差し伸べる対象であるという理解へとますます向かいつつあります。しかしながら、社会が手を差し伸べる対象であるからといって、その状態が自動的に医療の対象となるわけではありません。たとえば「貧困」は社会が手を差し伸べるべき対象ですが、「医療」で治療することがらではありません。そういう意味で、統合失調症へ社会から手を差し伸べる手段が、福祉にとどまらず、プラス、医療であると積極的に考えられるようになった理由はなんといっても薬物療法の成功でしょう。

第6章で解説したように今日の薬物療法は、抗精神病薬(つまりドパミン拮抗薬)が中心です。これは万能薬ではありませんが、症状の一部でも改善させること、そして人によっては劇的に改善させることは、統合失調症という「病気」は病院に行って治療するものである、という感覚を私たちに強く抱かせるようになったのです。

私自身は、統合失調症は病院で治療する「病気」であるともちろん思っています。それどころか、この本では、統合失調症は「普通の病気」であるとまで言い切っています。後者の見解は私の同業者である精神科医の多数は同意しない可能性がありますから、私としてはかなり思い切ったことを述べているのです。統合失調症は特別な病気であると思っている多くの同業者(特に私より年配の同業者)からお叱りを受けるリスクを冒しても、なぜ私がそう述べるかというと、「統合失調症を誘発する母親」仮説のところで述べたように、そう述べるほうが人道的な意味で正しいという信念があるからです。

一方で脳科学の時代に統合失調症について学んできた私より若い同業者にとっては、「統合失調症は脳の病気である」などと力んで語る私が滑稽に映るかもしれません。新しい世代の人にとっては、むしろ、統合失調症は脳の病気であることは言わずもがなのことでしょうから。

しかし、民主主義や基本的人権という考えが定着した後になっても、保安の対象と保護（福祉または医療）の対象の間で揺れながら今日に至る統合失調症の歴史を振り返ると、私が悩みつつ「統合失調症は普通の病気です」という主張をするに至った思考過程と同じことを、少なくともこの病気を持つ人の支援に関わる職種の人たちは、自分の頭で一度たどってみていただければと願っています。

医学的概念としての統合失調症の歴史

ここからは、医学的概念としての統合失調症の歴史をざっと見ていきます。ただ、時系列で出来事を列挙するというよりは、それぞれの時代の先人が現代精神医学にどのように影響を与えているのかという観点で、歴史を振り返ることにします。

1．エミール・クレペリン（１８５６―１９２６）：統合失調症を他の病気と区別した

もともと統合失調症というのは、エミール・クレペリンというドイツの精神科医がデメンチア・プレコックス（早発認知症）という名前を提案したことに始まります。

この人は、まだ、精神医学と神経学が分離していなかった、19世紀末から20世紀初頭のドイ

ツでその両者を統一した分野の大御所だった人物です。クレペリン自身、デメンチア・プレコックスというまとまりをゼロから思いついたわけではなく、先人が、今日でいうところの統合失調症におおよそ相当する状態を、もっと細かい分類で破瓜《はか》病、緊張病などに分けて呼んでいたものを、大きく一つの病名にまとめたのです。

第4章で、「素人感覚の錯覚」として、精神科の病気をどれもこれもひとまとめにする発想について述べました。ですので、クレペリンも、このように大きくまとめただけでは、偉大な業績を成し遂げたとは言えません。むしろこのデメンチア・プレコックスは、躁うつ病(今日でいうところの双極性障害およびうつ病の一部)とは異なる病気である、と述べたところにクレペリンの功績があるのです。クレペリンは、経過・予後の悪い群が統合失調症、そうでない群を躁うつ病と考えたわけです。この考え自体は、今日的観点からみると、第3章の経過・予後のところで述べたように、正解とはいえません。統合失調症の予後はクレペリンが考えたほど悪くはなく、また多くの場合は年々症状が進行していくことはありませんから。

ただ、クレペリンの二分法は、たまたま結果的にそうだったのかもしれないのですけれども、効果のある薬の違いに対応していたのです。その当時はまだ統合失調症に対する薬がなかった時代ですが、今となってみると、双極性障害にはリチウムなどの気分安定薬を第一選択薬として使うのに対し、統合失調症にはドパミン拮抗薬が第一選択薬なのです。もちろん実際の臨床では、両者をかなりオーバーラップして使うことはあるわけですが、そうはいっても、大局的にみれば、この二つの病気では、第一選択薬が違うのです。効果がある薬が異なるということは、未だ解明されていないそれぞれの病気の原因も異なっている可能性が示唆されることになります。

つまり、クレペリンは、(繰り返しになりますが、偶然にも)時代の先を読んでいたわけです。そのため、今日の診断基準(第4章で紹介したDSM-5など)に至るまで、基本的にはこのクレペリンの考えた体系を土台として、精神科医は診断を行っているのです。

2．オイゲン・ブロイラー(1857―1939)：統合失調症という名前を提案したクレペリンの同時代人であるスイスの精神科医、オイゲン・ブロイラーという人物も重要です。この人は、統合失調症という病気の心理学的理解をクレペリンよりも進めた人ですが、現代精神医学に残した彼の最大の痕跡は、スキゾフレニア schizophrenia、彼の母国語のドイツ語では Schizophrenie という病名をクレペリンのデメンチア・プレコックスに代わる病名として提案したところにあります(1908年の講演)。すでに100年以上前に提案されたこの病名が今日まで世界中で踏襲されているのです。

ちなみに、スキゾフレニアをそのまま日本語に直訳したのが、「スキゾ(分裂)」、「フレニア(精神)」ということで、精神分裂病という言葉です。この精神分裂病という病名は日本で長く使われてきた病名でしたが、比較的最近の2002年に、日本ではこの病名を統合失調症へと呼称変更したのです。つまり日本では、世界に先駆けて呼称変更が行われたことになります。

第2章で、精神病という症状群用語の呼称変更が検討されていることを述べました。また、日本では、痴呆という用語が比較的最近、認知症へと呼称変更されています(2004年)。これらの呼称変更は、精神疾患につきものの偏見に対抗するための、根本的ではないけれども、有効な一つの手段となります。

手垢のついた言葉は時々変更したほうがよい、という理由の他にも、精神分裂病という病名を呼称変更するもう一つの理由もありました。その理由は単純で、統合失調症では、精神が分裂しているわけではないからなのです。この病気を持つ患者さんは、特に寛解期には「普通の人」です。診察場面で私が患者さんとどんな話をするかというと、最近行ってきた旅行先の話、最近読んだ本の話、ご家族の介護の苦労など、ごく普通のことです。患者さんから伺った話で、私の趣味もずいぶん広がりました。もちろん急性期には、患者さんは「悪の組織に追われている」などといった非現実なことを述べられます。そういう意味では、その時に限っては精神が分裂していると言ってもよいかもしれませんが、しかし、そのような状態を表現する言葉としても、もう少しよい言葉があるように思われます。

そういう意味では、現在の統合失調症という用語も万全ではありません。「統合が失調している」と言ったところで、何が起きているのかピンとこないですから。統合失調症の中心的な症状は精神病症状すなわち幻覚・妄想ですから、「精神分裂」や「統合失調」という言葉よりも、もう少し、統合失調症の特徴をうまくとらえた言葉があるとよいのですが、その話題は、第8章の終わりにもう一度考えてみることにします。

3．カール・ヤスパース（1883―1969）：精神医学の「方法論」を整理した

カール・ヤスパースと言えば実存主義の哲学者として有名ですが、ヤスパースは哲学を本業とする前、精神科医としてその職業人生をスタートさせています。病気がちであったヤスパースに、上司は精神医学の教科書の執筆を仕事として与えましたが、彼が書き上げたのが、『精神病理学総論』と呼ばれる教科書です。

それまでにも精神医学の教科書は、クレペリンらによっても執筆されていますが、ヤスパー

スのこの教科書は、理論的な意味での完成度という点で、時代の何歩か先にあり、現代のわれわれが読んでも、目の覚めるような論理構成となっています。複雑・難解な理論構築は昔も今も精神医学の研究者の悪い癖ですが、ヤスパースの議論には、そうした無駄がありません。

統合失調症との関係で、この教科書は、今日に三つの影響を残しています。

第一に、統合失調症の代表症状である「妄想」の定義を提案したことです。この点は第8章でさらに触れますが、残念ながらヤスパースのこの定義は成功とは言えません。ただ、妄想の定義という難解な問題に対して、最初のたたき台を提案したという点で、評価されるべき業績でしょう。

第二に、統合失調症に限らず精神医学全般において、患者を理解するときの方法には「説明」と「了解」という二つのモードがあることを示したことです。以下、説明と了解とは何か、具体例を示してみましょう。


「説明」の例：30歳代の男性。職場からの帰宅途中に行方不明となり、自宅とは異なる方向で、車道にふらふらと入ろうとしているところを、通行人に呼び止められた。「助けてくれ！殺さないでくれ！」などと興奮し叫びつづけた。発熱などの身体症状もあり、精神科に入院し、髄液検査などの諸検査の結果、ウイルス性脳炎によるせん妄と診断された。

「了解」の例：20歳代の女性。大学生。「死なせて！」と叫び、車道のほうへ駆け出そうとしているところを同行していた家族がなんとか制止した。興奮が収まらず家族が本人を精神科に受診させた。念のために行った採血、脳波検査、MRI画像検査などに異常はなかった。時間をかけて、本人から情報収集を進めた結果、内定を得ていた企業から突然に内定を取り消されていたことが判明した。

いずれの例でも、病気の原因・理由を医師は推測しているのですが、前者の「説明」は、生物学的な原因から病気を説明している(ウイルスのせいで脳炎になった)のに対して、後者の「了解」では、患者の立場でその気持ちを推し量って(急に内定を取り消されたらショックだろう)、病気を理解(了解)しているのです。ヤスパースによるこうした区別がなければ、私たちは了解も説明もごちゃまぜにして、病気の原因・理由について憶測してしまうことになりそうですが、了解・説明の区別によって、心の現象という複雑な出来事を整理して考えることができるようになったのです。心の問題であれば、何でもかんでもストレス、親子関係、心の傷で説明する「素人感覚の錯覚」を精神医学の専門家が克服できているのは、ヤスパースという先人に負うところが大きいともいえます。

第三に、ヤスパースは、この「了解」という方法を、統合失調症の診断に使えるのではないかと考え、患者さんの話をとことん了解していって、それでも了解不能な部分が残るときに、統合失調症(精神病)という事態が起きているのではないか、と考えました。精神医学の専門家によってはヤスパースのこの提案を、もっとも重要な提案と考えている人もいますが、私自身は、この第三の提案はうまくいっていないと考えています。統合失調症を持つ人の考えていることは、その大半は了解可能であり、一方で、統合失調症など精神科の病気を持たない健康な人の心の働きにも了解できないところはたくさんあるからです。

ということで、筆者自身が考える、ヤスパースの貢献は特に第二の部分、つまり、了解と説明の区別です。

ヤスパースは「了解」と「説明」という2つの方法を示したうえで、それぞれの限界についても「方法論的自覚」という言葉で明快に述べました。現代精神医学が、人生占いの類に堕してしまわない上で、ヤスパースは大きな貢献をしたと言えるでしょう。

4．クルト・シュナイダー（1887—1967）：「本人が考えていること」を病気の指標とした

ヤスパースと同世代、同じ学派（ドイツ、ハイデルベルク）の精神科医ですが、ヤスパースとは異なり、精神科医としてそのキャリアを続けたのがクルト・シュナイダーです。

今日の精神医学の教科書では、学生向けの教科書の中にさえ、シュナイダーの提案した「一級症状」という言葉が残っています。一級症状とはシュナイダーが列挙した、統合失調症の代表的な症状のことです（表7—1）。

表7-1　クルト・シュナイダーの一級症状（訳語は，針間訳，2007を参考に一部，筆者が改変）

1. 考想化声
2. 言い合う形の幻聴
3. 自身の行動と共に発言する幻聴
4. 妄想知覚
5. 身体的被影響体験
6. 思考の被影響体験
　　思考奪取
　　思考吹入
　　思考伝播
7. 感情・欲動・意志の領域における他者によるすべてのさせられ体験・被影響体験

第2章ではこのうち、思考伝播、思考吹入について紹介しました。勉強熱心な学生はこの一級症状を全部覚えようとするかもしれませんが、私が気づいてほしいと思うことは別のところにあります。この一級症状のリストを眺めた上で、これが、ある病気の症状リストだとすると、すごく不思議だと思われませんか。何が不思議かというと、ここに挙がっていることは、すべて「本人が考えていること」なのです。本人の考え

ていることを非常に細かく分析して、言葉として概念として分析して、それを症状名にしているのです。これは、ある意味で、精神医学がほかの医学と大きく異なるところです。もし精神医学がこういう発展をしなかったら、つまりヤスパースやシュナイダーのようなドイツの精神医学者たちがこうした方向へと統合失調症の概念を発展させなかったとしたら、今日の統合失調症の概念や診断は別のかたちのものになっていたかもしれません。つまり、こうした主観体験について細かい症状分類をせずに、単に興奮しているとか、あるいは支離滅裂だとか、そういうぼんやりとした概念で統合失調症の診断基準が構成されていた可能性もあったのです。

私たち、今日の精神科医は、今使っているこの診断基準に慣れ親しんでおり、これが当たり前だと思っています。しかし、一般医学の他の診断と比べてみると、ここではとても不思議なことが起きているのです。こうしたことが起きたために、精神医学はほかの医学の分野とは違い、より患者さんの心の奥に入り込める、分け入れる、そういう発展を遂げました。このことは精神医学にとってとてもよいことだったと言えるでしょう。ただし、逆に、精神医学がこういう発展をしたことのデメリットもあります。「本人が考えていること」を病気の中核症状と定義したことによって、病気の動物モデルがつくれなくなってしまったのです。

今日、病気の根本的な原因解明や新しい薬の開発には、病気の動物モデルは欠かせません。

患者さんを対象に行う臨床研究と、疾患モデル動物に対して行う基礎研究が一体となって、病気の仕組みが明らかになっていくのです。

ところが、人の統合失調症に対応する動物がどういう動物かと言われても、ちょっと想像できないですよね。思考伝播を起こしているネズミ、と言われてもそれがどんなネズミなのかはわからないのです。思考伝播のネズミのモデルをつくれないとしたら、ネズミで実験することはできないということになりますから、統合失調症の原因や治療法の解明が遅れることになるわけです。つまり、統合失調症の疾患概念が「本人が考えていること」を中心に、今のようなかたちで発展したことには、こうしたデメリットもあったのです。

５．クロルプロマジンの発見（１９５０―１９５２）：薬物療法の時代の始まり

第６章では、統合失調症の治療とはすなわち薬での治療であり、それはドパミン拮抗薬による治療であることを述べてきました。しかし、その発見は、ここまで紹介してきた、クレペリン、ブロイラー、若きヤスパースは目にすることのなかった出来事であり、シュナイダーの退官数年前に相当します。現在では数多くのドパミン拮抗薬が市場に出ていますが、最初に製造されたのはクロルプロマジンという化合物です。クロルプロマジンは、もともと統合失調症の

薬として製造されたわけではなく、1950年、フランスの製薬会社ローヌ・プーランが抗ヒスタミン薬として開発した薬でした。1951年に外科医アンリ・ラボリが、麻酔前投薬として用いたときに、この薬物に強い鎮静作用があることに気づき、またその作用がドパミン拮抗作用であることに気づきました。そして、続く1952年、パリ、サンタンヌ病院の精神科医師、ジャン・ドレーとピエール・ドニカーが、統合失調症患者に対してクロルプロマジンを投与したところ、精神症状の改善に成功したのです。

クロルプロマジンの抗精神病作用が発見された1952年前後には、双極性障害の治療薬としてのリチウムの発見があり、またクロルプロマジンに続く抗精神病薬の探索の中から偶然、抗うつ薬イミプラミンが合成・販売に至ります。この非常に限られた期間に、精神科の主要な病気の治療薬が発見されたことになります。

クロルプロマジンの成功は、統合失調症という病気に対する私たちの見方を大きく変えました。そこには多くの恩恵と若干の負の側面があったといえます。プラスの側面はなんといっても、それまで治療が不可能と思われていたこの病気が「治る病気である」という希望を私たちに与えてくれたことにあります。希望だけではありません。目に見える変化としてはたとえば、今や統合失調症を持つ患者さんの多数派は、病院ではなく外来で治療を受ける時代になりました。また本書では、統合失調症が「普通の病気」であることを強調してきましたが、薬によって、完全にではないにせよ、かなりの改善が得られるということは、そのような見方を後押ししてくれることになったのです。このことは、統合失調症という病気への偏見（第９章参照）を部分的には解消する方向に働いたのです。

一方で、興奮し対処できない患者には薬で鎮静すればよい、という安易な考えを医療者が持つようになった面は否めず、身体拘束具に代わる「タブレット（錠剤）の拘束具」として、推奨用量を超えた使用が行われ、その副作用は、病気の症状よりも患者さんの苦痛になることさえありました。不必要な大量処方によって生じた副作用（パーキンソン症候群）を持つ患者さんの緩慢な動きや無表情は、統合失調症の患者さんのネガティブなイメージとなり、新たな偏見を生むことになりました。また、周囲からは理解されない症状に苦しむ人たちに対して、薬物療法のない時代であれば、なんとかその心に分け入り共感することで助けになろうという治療者は多かったかもしれません。ところが、抗精神病薬を手に入れた後の時代には、とりあえず薬を処方しておけばよい、という発想を治療者が持つことによって、それぞれの患者さんの心に対する医師の感受性は低下したかもしれません。

薬物療法がもたらした負の側面は、いずれも取り除くことが可能なものです。そこに負の側面があるからといって、薬物療法をやめる方向へと向かうのではなく、負の側面をどうすれば最小化できるかが、精神科専門医が習得を求められる知識と技能の大きな部分を今日占めるようになっています。

6．DSM（DSM-III 1980, DSM-IV 1994, DSM-5 2013）：精神医学を匿名化した

クレペリン、ブロイラー、ヤスパース、シュナイダーなど、ドイツを中心とした先人たちの偉業の後、抗精神病薬の発見を挟み、その後、統合失調症の概念をかたちづくる中心はアメリカへと移りました。そこで登場してきたのが、DSM-IIIという診断基準です（第4章参照）。この診断基準は、DSM-IV、DSM-5と改訂を重ねましたが（ちなみにDSMは第5版でローマ数字表記からアラビア数字表記にかわりました）、これらDSMの大きな意義は、診断基準をわかりやすくした、という点にあります。先述したオイゲン・ブロイラーは、統合失調症の特徴を4つの基本特徴で整理しました。それは、自閉、両価性、情動障害、連合障害というものでした。この4つの基本特徴は、統合失調症の深いところを摑んでいるのですが、これだとわかりにくいのです。たとえば「自閉」という言葉を広くとれば、統合失調症の診断は無制限に広がってしまいそうです。それに対して、クルト・シュナイダーの一級症状はずっとわかりやす

いものでした。思考伝播、思考吹入という症状は、多くの人が普通に経験することはない体験であり、そのために、統合失調症の診断の線引きがはっきりするのです。このような、診断基準をわかりやすくする流れの延長にあるのが、ＤＳＭ診断基準ということになります。

ＤＳＭ診断基準の登場あたりからの精神医学の大きな変化は、精神医学が「匿名化」してきたことです。ＤＳＭ(正式にはDiagnostic and Statistical Manual of Mental Disorders)はアメリカ精神医学会が発行する診断基準ですが、今日ではＷＨＯが発行する国際疾病分類ＩＣＤと密接に連動しており、すでに国際標準の地位を手にしています。そして個別の診断基準は、権威ある個人の見解ではなく、科学的知見をもとに制定され、新しい科学的知見が得られれば、それに応じて改訂できるという体裁になっています。

もっともこういったことはあくまで建前であり、ＤＳＭ診断基準の出版には、様々な利害関係者の働きかけが影響し、とても中立的・科学的とはいえない部分が多く含まれています(Cooper, 2014)。しかし、少なくとも理想としては、根拠に基づく医療(evidence-based medicine, EBM)という旗印を掲げています。かつてであれば、エミール・クレペリンという大御所が述べたことは大きな権威だったでしょうし、時代ごとにその時代の権威、カリスマとなる精神科医、あるいは心理療法家が存在しました。今日の精神医学は、こうした特定のカリスマを排除する方向を理想としているといえるでしょう。

一昔前(20~30年前?)までは、精神医学は医学の対象であるだけでなく、人文系の学問に関心のある人たちからは、一種の文化として享受されてきました。キルケゴールやサルトルのような哲学者から私たちが自分の人生を根本から問い直す機会を得たように、マルセル・デュシャンやマックス・エルンストに新しい「美」を感じたように、あるいは、ローザ・ルクセンブルクやチェ・ゲバラから、この社会とどう向き合いどう行動するかについて触発されたように、私たちが、ジークムント・フロイト、ハリー・スタック・サリヴァン、ジャック・ラカンなどの精神医学の先人を、人間の心について学ぶ上での英雄とみていた時代があったのです。

こうした時代は過去のものとなり、精神医学には英雄やカリスマは不在となり、そして、通常の医学となり、統合失調症も次第に「普通の病気」となって、今日に至っているのです。

私は医師ですので、統合失調症を持つ人が、普通の意味での健康や幸せを手に入れて欲しいと願っています。そういう意味で、精神医学のこうした変化は、私は基本的に好ましいことと考えています。一方で、精神医学が一種の文化でもあったという、この数奇な歴史が残した遺産や伝統は、精神医学の本分とは別のところで残されていってほしいとも願っています。

７．神経生物学：期待は大きいが未だ模索中

こうした概念化の先にあるのが、いよいよ、病気そのものを理解するということです。統合失調症について報告されている様々な知見のうち、比較的確実な知見を表７―２に列挙しました。ひとつひとつの知見を解説するには、脳科学の詳細な基礎知識の解説が必要となりますので、本書では示しません。この表はあくまで、次々と新たな知見が得られつつあることを示す表として眺めてください。この表の出典となるレビュー論文からすでに10年が経過していますので、知見はさらに数を増やしています。問題は、知見は積み重なりながらも、その全体を見通すような包括的説明に、われわれはまだ到達していないということにあります。

脳科学についての若干の知識のある読者の方であれば、こうした知見を組み合わせることで、うまい仮説を思いつきそうに感じられるかもしれません。ただ、納得のいく仮説の欠如の原因は、研究者の側にそうした仮説を考える創造性が欠けているところにあるというのはおそらく間違いです。これまで研究者はやや想像をたくましくし過ぎて、数多くの仮説がすでに提唱されてきたのです。そうした仮説の中で最も確実なものはすでに述べてきたドパミン仮説と、その延長としての異常セイリエンス仮説です。第２章ですでに述べたようにドパミン仮説・異常セイリエンス仮説だけでは、なぜこの病気が20歳代前半を中心に始まるのかを説明できません

表 7-2　統合失調症のバイオマーカー(Keshavan et al., 2008)

形態的脳画像指標
全脳体積減少と脳室拡大
海馬での灰白質体積減少
白質の構造変化
大脳の非対称性の減少または左右反転
基底核の拡大
機能的脳画像の異常
安静時および課題遂行時における前頭前皮質の活動減少またはノイズの増大
機能的脳画像研究における側頭葉領域の異常賦活パターン
神経生理学的異常
P50 振幅の異常
プレパルス抑制の異常
聴覚 P300 振幅の異常
ミスマッチネガティビティの異常
追跡眼球運動の異常
ノン REM 睡眠障害と，REM 睡眠潜時の短縮
神経化学変化
前頭葉または側頭葉での NAA の減少
前頭葉でのリン酸化モノエステルの減少
線条体での D2 受容体密度の上昇
高コーチゾル血症と，視床下部・下垂体・副腎アクシスの調整障害
海馬での NMDA 受容体の一つあるいは複数のサブユニットの発現低下
神経病理変化
ニューロピルの減少(樹状突起密度の減少，および正常あるいは増大した神経細胞密度)
皮質・辺縁系での神経細胞の配置・配列の変化
グリオーシスの欠如

から、神経発達障害仮説、脆弱性・ストレス仮説といった仮説が提唱されてきました。しかし、これらの仮説はあまりにも漠然としていて、なぜ、幻覚・妄想など統合失調症の特徴的症状が生じるのかを説明できないのです。一方で、グルタミン酸仮説、GABA仮説など、もっと具体的な仮説も提唱されています。しかしこれらはまだ断

片的な証拠のつなぎ合わせの域を出ていないのです。

したがって、仮説を発想する力の欠如というより、むしろ問題は、表７―２に挙げたような統合失調症に特徴的なバイオマーカー（病気を特徴づける指標）とされるものでも、統合失調症を持たない人との差が小さすぎることなど、まだ本当にそれぞれの知見を確実なものとして信頼してよいかどうかが明らかではないというところにあるのです。

第8章　病識と妄想——統合失調症特有の問題について

この本では、統合失調症という病気が「普通の病気」であるということを一貫して強調してきました。特に、慢性の疾患という意味で、気管支喘息や糖尿病のイメージで説明を行ってきました。それはそうなのですが、その一方で、統合失調症には、他の医学疾患とは異なる特徴もあります。統合失調症の全体像をとらえるには、無理やりに「普通の病気」に落としこむだけでなく、そうした面も知っておくことは必要でしょう。

統合失調症の特徴の一つ目が「病識の欠如」です。

病識

自分の病気に自分で気づいていないということは、統合失調症に限らずにあることです。たとえば、健康診断で、自分が気づいていなかった早期がんが発見された、ということはよくあることです。また、気づいてはいるが認めたくない、ということもあります。アルコールによる肝障害で、検査データも悪く、医師からも禁酒を強く促されているのに、医者が大袈裟に言っているだけだろう、などと言って、自分の病気を否認する状態です。

統合失調症での病識欠如とは、こうした状態とは異なります。「脳の中にマイクロチップが埋め込まれていて、自分の考えが外部に漏れているのです」という確信を抱いている患者さんに対して、医師が、「統合失調症の妄想という症状によって、あなたがそのように誤って信じているだけなのですよ」と説得しても、押し問答が繰り返されるばかりです。気づいていなかった早期がんであれば、しかるべき証拠を見せられれば、患者さんは自分ががんであることに納得します。しかし、「脳の中のマイクロチップ」を訴える人に、たとえばCTスキャンやMRIでそのようなマイクロチップは確認できなかったと説明しても、「いや、それがある感じは確実なのです。検査が間違っている、検査データがすり替えられた、あるいは、マイクロチップが画像検査では映らない特殊な材質でできている」などとおっしゃることになるでしょう。

一方、病気であることを認めたくないアルコール依存症の人は、医者が大袈裟に言っているだけだろう、などと言いながらも、心の奥では自分の健康に不安を抱えていることが多く、その不安を打ち消しているのです。ところが「脳の中のマイクロチップ」を訴える人は、もしかしたら自分は医者の言う通り統合失調症という病気ではないのかという不安を抱えているというよりは、実際に脳の中にマイクロチップが埋め込まれていることのほうに不安を抱えているのです。

厳密なことを言うと、このような病識の欠如は、統合失調症以外の精神疾患にもみられます。代表的な状態が双極性障害の躁状態です。躁状態の人は自分が病的な躁状態にあることに気づいておらず、それが普通だ、と思ってしまうのです。しかしながら、病識欠如を来たす医学疾患の代表が統合失調症であると言い切ってしまって、大きな間違いではないでしょう。そして、このことこそが、精神医学が一般医学と異なる入院制度を必要とし、人権に関するデリケートな問題を伴い、そして第7章でみてきたように、単純に医学の枠組みだけで扱いきるわけにはいかない問題を残してきたとも言えるのです。

普通、患者さんは治してほしいから病院に行くのです。それに対して医療者が、こういう治療がありますよと患者さんにインフォームド・コンセント（承諾）したら、患者さんがコンセント（承諾）したら、治療が始まるのです。これがインフォームド・コンセントです。ところが、精神科の治療、特に統合失調症の治療では、そうはいかない場面が出てくるのです。それはなぜかというと、病識が欠如するという症状があるから、それだけでは済まなくなってくるということです。

妄想

病識と大きく関係する問題として妄想という症状があります。第2章でみてきたように、妄想は、統合失調症の診断にとって決定的な症状名です。そして、精神科医が、精神医学の中で一番よくわかっていると思っている病気はおそらく統合失調症です。その中核症状が妄想だとすると、精神科医で少なくとも精神科の専門医とか指定医とかいった資格を持っている人なら、妄想の定義ぐらい言えて当たり前だと読者の皆さんは思うのではないでしょうか。

ところが、なんと不思議なことに、経験豊富な精神科医でさえ、妄想の定義をすらすらと答えることはできないと思います。なぜ答えられないかというと、それは精神科医が勉強不足だからというわけでもないのです。

これはとても不思議なことなのです。たとえば循環器内科の専門医に、高血圧の定義を質問して答えられなかったとしたら、患者としては不安になるでしょう。これと同様に考えれば、精神科医なら、妄想の定義ぐらい知っておいてもらわないと、と思って当然ではないでしょうか。

では、なぜ、精神科医は妄想の定義を答えられないかというと、現時点で、これが「妄想の定義」としての正解だ、という定義が定まっていないからなのです。

そんなことを言うと、私の同業者の精神科医からお叱りの声が聞こえてきそうです。「君は、ヤスパースの定義も知らないのか！」と。第7章で紹介したように、実存主義哲学の代表として知られるカール・ヤスパースは若いころは精神科医で、その後、哲学の道に転身しました。ヤスパースは精神医学の分野でも驚くべき才能を発揮し、精神医学の父とも称されるエミール・クレペリンの次の世代として、精神医学という学問を体系づけた『精神病理学総論』と呼ばれる教科書を出版しました。そのヤスパースによれば、①その内容がありえないこと、②非常に強い確信、③訂正不能であること、の3要素が揃って妄想ということになるわけです。

ところが、この定義には問題があるということがわかっています。それは、現実の精神医学の現場で、精神科医がこれは「妄想」である、と判断しているような事例で、この定義にあてはまらない場合が多々あるからなのです。たとえば、定義の第2に「非常に強い確信」というものがありますが、治療関係の中で、患者さんが「いや、よく考えてみたらおかしいですよね。これって妄想ですかね？」とふと漏らすこともあるのです。つまり、妄想の信念はゆらぐことがあるのです。

多くの読者の方は、すでにここで私が論理矛盾を来たしていると感じられたかもしれません。定義というのはそもそも勝手に決めればよいわけで、その定義から外れれば、それは「妄想ではない」と言い切ればよいだけのことではないか、つまり、ヤスパースの定義には何ら問題はなく、定義からはずれるような「信念がぐらついている場合」を臨床医が「妄想」と呼ぶことに間違いがあるのでは、という疑念です。

ただ、結局のところ症状の定義とは、それが治療と関係しているということが大事です。つまり、定義などどうにでも好きなように決めたらよいのだ、というわけにはいかないのです。

代表的な妄想の一つとして嫉妬妄想が知られています。嫉妬妄想を持つある患者さんが、たとえばその日の夜空の星座の配置から、自分の配偶者が浮気をしているという確信を持ったとしましょう。その場合、医師はこの患者さんが妄想をもっていると判断するでしょう。ところが、仮の話ですが、この患者さんがまったく関知しない理由によって、患者さんの配偶者が実際に浮気をしていたとします。その場合、医師は、この患者さんは実は妄想をもっていないと判断するでしょうか。そんなことはないはずですし、医師は治療を続行するでしょう(以上、Ghaemi, 2003)。というより、治療を続行すべきなのです。この判断は、臨床現場の判断としては何の問題もないのですが、ところが一つだけ困ったことが起きるのです。この事例はヤスパースの妄想定義の一つである「その内容がありえないこと」に反することになり、つまり、ヤスパースの定義がうまくいっていないということになるからです。

ということで、妄想の定義はなかなか手強いのです。火山の専門家でもなんでもない人が、「今週中に富士山が噴火する、ただちに日本を脱出しないと」と言って家を飛び出し羽田空港で保護されたとします。そして妄想であるとの判断のもと、治療が開始されたとします。ところが、その人の治療中に、実際に富士山が噴火したとします。そうだとすると、妄想という判断は誤りだったとすべきなのでしょうか。ここは意見が分かれるかもしれませんが、「妄想と現実が偶然一致した」だけであって、妄想であることには変わりない、と多くの人は考えるでしょう。

高血圧の定義は難しくないのに、どうして妄想の定義は難しいのでしょうか。これは、症状の性質の違いによるのです。血圧の場合は、物理的な計測が可能です。ところが、妄想の場合は、本人の頭の中の考えを聞きとった言葉から探ったものを妄想という抽象概念としてひとくくりにして定義しているのです。抽象概念というのは、一般論として、正確な定義が難しいのです。例えば、「自由」とは何ですか、と言われて、それを厳密に定義せよと言われても難しいのです。「愛」って何ですかと訊かれても難しいですよね。それと同じように、妄想というのも一つの抽象概念なので、だいたいこのあたりのことかなとは言えるけれども、厳密にどこからどこまでが妄想で、どこからどこまでが妄想ではないということを定義するのは原理的に困難なのです。

本書の方針は、統合失調症を「普通の病気」として考えるということですが、この病気の概念を構成する主要症状が抽象概念である以上、医学一般にはおさまりの悪い部分はどうしても残る、ということも認めざるをえないでしょう。

妄想と宗教的信念との違い

妄想という概念がどれほどやっかいかを実感していただくために、次のような問いを一緒に考えてみましょう。妄想と宗教的信念の区別はどうすればできるのか、という問いです。

たまたま見ていたドキュメンタリー番組で、キリスト教原理主義者が信じる「ラプチャー」と呼ばれる現象があることを知りました。新約聖書の最終章の「ヨハネの黙示録」が伝えるところのハルマゲドンによって、世界は大混乱に陥り、その廃墟の後に、キリストがエルサレムに、過去にすでに亡くなった「よきキリスト教徒」と共に復活してくる、というのが、新約聖書の字義通りの話です。ところがここで一つ困った問題が起きてきます。ハルマゲドンまでに寿命を迎えなかった、「よきキリスト教徒」をどうするのか、という問題です。「よきキリスト教徒」がそんな事態に巻き込まれては気の毒な話ですから、神はあらかじめそういう信者の安全を確保しているはずだ、という解釈がキリスト教原理主義者の間では、広く信じられているのです。これが「ラプチャー」です。いよいよハルマゲドンが近づいたある日、世界に暮らす70億ほどの人の中から、「よきキリスト教徒」だけがピックアップされて、この世から急に消えるのです。そして、最終戦争後、先に亡くなっていた「よきキリスト教徒」とともに、彼らはエルサレムに復活するのです。

キリスト教徒ではない私からみたら荒唐無稽な話ですが、しかし、アメリカ合衆国の人口の相当な割合が「ラプチャー」を信じているキリスト教原理主義者であり、彼らが誰を支持するかは大統領選挙の行方を決めるのです。つまり、世界の運命は、「ラプチャー」を信じている人たちに握られているとも言えます。

読者の中にはキリスト教原理主義者の方もいらっしゃるはずですし、お気を悪くなさったかもしれません。そこで別の宗教の例も挙げておきましょう。私自身は仏教徒ですが、自分がこの世を去るときには、阿弥陀様が何人か(何人ぐらいかは私自身の現世での行いに左右されますが)の観音様を連れて賑やかに(あるいは、私の行いが悪ければひっそりと)お迎えに来てくださるだろうと、ぼんやりと信じています。キリスト教徒の方から見たらこれはこれで荒唐無稽な信念でしょう。

しかし、ここで私が行いたいことは、宗教や信仰を茶化すことではありません。問題は、こうした宗教的な信念と、「悪の組織が世界を支配しようとしている」などといった妄想とを、どうやって区別したらよいのかということなのです。もし、両者を区別できないとしたら、私たちには二つの選択肢しか残されないことになります。一つ目の選択肢は、宗教的信念などすべて妄想なので、何らかの宗教を信じる人は、すべて治療すべきだという考えです。これはありえません。二つ目の選択肢は、妄想といっても宗教的信念と同じことなので、個人が何を信じようが自由、統合失調症は病気ではなく医療の対象ではない、という考えです。その立場を取ることは、第1章で紹介したA子さんのような方を病気ではないと言って家へ帰してしまうことを意味します。少なくとも、私にはありえません。

では、妄想と宗教的信念はどうやって区別すればよいのでしょうか。ヤスパースによる妄想の定義に戻ると、①その内容がありえないこと、②非常に強い確信、③訂正不能であること、の3要素になりますが、これだと「ラプチャー」のような宗教的信念にも当てはまってしまうのです。つまり、「ラプチャー」は妄想だということになってしまうのです。

ヤスパース以降、妄想の定義を考えてきた研究者らは、ここでうまい方法を思いつきました。「特定のサブカルチャーで共有されている信念は、それがそのサブカルチャーに属さない人にとってはいかに奇妙なものであっても、妄想とはしない」という除外規定です。サブカルチャーとは、たとえば、ある国の文化(日本では、墓参りという風習があり、特定の季節になると、冷たい石の前で手を合わせます)、特定の宗教の信者団体のようなもう少し小さな集団、あるいはさらに小さな集団(UFO同好会のひとたちは、宇宙人の存在を信じているでしょう)のことを指します。このような除外規定を設けることで、実用的には、宗教と妄想の区別は一応うまくいくのです。ただ、鋭い読者の皆さんはこれでは納得できないと思います。では、ある宗教を最初に広め始めた教祖はどうなるのか、とか、そんな除外規定があるのならもともとは妄想だったとしても周囲の人を何人か言いくるめてしまったら妄想でなくなるのか、とか、次々と疑問が湧いてくるはずです。

このように深く考えていくと、妄想という現象には、一般医学のように割り切って考えることができない部分があることがわかります。こうしたことに興味をもたれた読者の方には、安部公房の『人間そっくり』という小説をお勧めしたいと思います。

妄想を自然化する

自然科学で扱える概念とすることを「自然化する」と言うことがあります。血圧は白然科学で扱えそうなのに、妄想は「自由」や「愛」のような抽象概念と似たところがあり、自然科学での扱いが難しいのです。「妄想とは謎である、安部公房を読んでください」というメッセージで終わりにしてもよいかとも思ったのですが、この問題を正面から捉える、つまり、妄想を自然化する方向性も、簡単なことではないですが、避けて通ることができません。その一つの方向性が、第2章で示した異常セイリエンス仮説です。そこで述べた通り、この仮説は、統合失調症のすべての症状ではなく幻覚・妄想を説明するだけです。それも不完全な説明でしかありません。しかし、「妄想」という抽象概念をセイリエンスという認知科学の用語、あるいはドパミン神経系という脳科学の用語に落としこんでいるところに魅力があるのです。

第7章では、精神分裂病というかつての病名はもちろんのこと、統合失調症という今日の病名でさえ、この病気の要点をうまく表現できていないということについて、私は不満を述べました。妄想を本当に自然科学で説明できたと言えるところまでもっていくのは簡単な作業ではないですが、まずは、病名のほうだけフライング気味に「自然化」してみるのもよいかもしれません。実際、オランダの精神科医が、schizophrenia(統合失調症)に代わる病名として salience syndrome(セイリエンス症候群)という名称を提案していますが、これは妙案かもしれません(Van Os, 2009)。

第９章　社会とのかかわり

本書全体を通じて、統合失調症という病気は普通の病気であることを強調してきました。世界のどんな国と地域でも同じような割合で生じ、世界各国の文化差を考えると、驚くほど同じような症状がみられるということは、この病気は、社会がどうであるかにかかわらず、本人の中から生じてくる医学疾患であることを強調しました。同じような慢性疾患である気管支喘息や糖尿病の場合、それぞれ、大気汚染などの環境、食生活が大きく関係しますから、これらの身体疾患と比べても、周囲の環境に依存して起きる面は小さい病気だと言えるでしょう。くどいようですが、統合失調症は、社会がつくる病気ではないのです。

そのことは認めていただいた上で、「しかし、」と言葉を続けたいのがこの章になります。統合失調症は社会がつくる病気ではない、しかし、社会との関係が非常に大きい病気です。ここまでのところでも、いくつかの例を挙げてきました。まず、統合失調症を持つ人の平均寿命の損失は、これらの人々がおかれている社会的地位の低さと関連している可能性があります。また、統合失調症の急性エピソードの再燃には、周囲の人のかかわりが大きく影響することも述べました。これ以外にも、社会との重要な接点はいくつもあります。その代表的なものをみていきましょう。

就労、生計

急性期が寛解し慢性期に入ると、病気を治療するということよりも、就労や生計のことが患者さんの関心の大きなウエイトを占めるようになってきます。こうしたニーズにこたえる法律や制度がありますが、その十分な理解には多くの専門知識が必要となります。こうしたことから、日本では1997年以降、精神保健福祉士という国家資格の認定が始まり、精神科医およびその他の職種が連携するチーム医療が常識となっています。

「働く」ということは、単に生活の糧のために働く、という目的に留まらず、現代社会では私たちの生きがいに影響するもっとも大きな因子となっています。第3章で挙げた「もう一つのリカバリー」の達成のためにも、とても重要なこととなります。

統合失調症を持つ人の就労支援は、2006年の障害者自立支援法(2012年に障害者総合支援法に改正）の成立以前と以後では、状況が変わりました。以前は、十分に回復した人は一般企業などへの就労、一方でそれが難しい人は作業所などでの福祉的就労というかたちで、目指す道が二分されていました。現実には、それぞれの患者さんに応じて細やかなニーズがあったのです。現在は、制度が柔軟化し、たとえば、今すぐには一般就労の自信はないけれども、近い将来にはそれが目指せそうである、という患者さんの場合、職業訓練期間として就労移行支援事業の利用も可能となり、様々な雇用形態で働く場が増えています。しかしながらその一方で、多種多様の制度や事業があって、どれを利用してよいのか理解するだけでも大変であること、制度上は事業名があったとしても、実際に利用できる事業所が患者さんの住む地域に存在するとは限らないことなど、改善すべき多くの問題が残されています。

生計のことも大きな問題です。一般論としては、生計に不安を抱えた場合に頼ることのできる国の制度は生活保護ですが、統合失調症など、病気によって就労が困難となっている場合には、障害年金の取得が可能です。中には障害年金を取得してしまうと就労の意欲がなくなってしまうので、あえて取得しないという方もおられます。ただ、統合失調症が年単位の時間をかけて回復へ向かうこともあることを考えると、病状の回復が十分でない時期には、年金を取得し生活の不安を無くし、治療に専念しながら就労の準備をし、一般就労へ向けて着々と準備するという考えもあります。また、年金取得を躊躇する方の中には、診断書に統合失調症という病名を記載されたくないから、という理由を挙げる方もおられます。この病気に対するスティグマ(本章で後述)が強いために患者さんがそう考えるのですが、このような理由によってその資格がある人が障害年金を受給できないことは非常に残念なことです。社会の側が変わっていかねばならないことです。

自動車運転免許

生活とのかかわりという点では、就労、生計以外にも、たとえば住居の確保や、財産の保護といったことも重要です。しかし、すべてについて書くだけのスペースがありませんので、ここでは、生活にかかわるテーマとして、もう一つだけとりあげることにします。それは自動車運転です。

悪質な運転による致死傷については、危険運転致死傷罪という重い刑罰が科せられますが、2014年に施行された「自動車運転死傷行為処罰法」では、正常な運転に支障が生じる恐れがある状態に生じた致死傷についても、危険運転致死傷罪が適用されるようになり、そのような状態を起こす病気として、てんかんなどと並んで統合失調症が記載されています。また、統合失調症の治療薬である抗精神病薬の添付文書には、服用中の運転禁止を指示する文言が添えられています。

もちろん、配慮もなされており、統合失調症の診断だけで、この対象となるわけではなく、幻覚・妄想など明らかな病的行動がみられる状態を、危険運転致死傷罪の該当疾患とするとの但し書きがあります。とはいえ、再発のリスクのある病気であるため、重大な責任を問われるリスクを恐れると、寛解期にある患者に対しても医師は運転を控えることを説得せざるをえなくなります。一方では、就労への復帰を応援しながら、他方では、この車社会の現代にあって運転はやめよ、と言わなければならない、というジレンマに精神科医は陥ることになります。

やむをえない過失であれ何であれ、重大な人身事故は最小限にすべきことで、そのためにはリスクを持つ人の運転について制限を検討することは正しいと言えるでしょう。問題は、その制限がフェアになされているか(他にも危険運転を行う可能性のある人はたくさんいるのに、統合失調症を持つ人に限ってその制限が厳しすぎることはないか)、また判断は合理的な理由で行われているか、さらには文面上の制限と実情が乖離していないか、という点ではないでしょうか。

統合失調症を持つ人が重大な他害行為の加害者になる可能性は、一般に信じられているほど高くはないのですが、殺人などの他害行為の加害者となった場合、行われるのが精神鑑定です。精神鑑定は、精神医学の専門家によって、加害者が物事の善悪を判断する能力を備えているか(弁識能力)、また、その判断にしたがって行動をコントロールすることができるか(制御能力)を判断します。たとえば、店の店主に突然殴りかかったという傷害事件があったとします。加害者は、「店の店主が悪魔に見え、自分に襲い掛かってきそうに感じたので、それに抵抗するために、その店主を殴ってしまった」と述べているとします。精神鑑定を行う専門家は、加害者の言っていることが、統合失調症による幻覚・妄想として整合性がとれるかどうかを入念な診察により判断します。

精神鑑定の結果、加害者の行動は、自分では制御のしようのない幻覚・妄想によって起こされたものだということになると、この先は、鑑定医の判断ではなく、裁判官の判断になります。しかしその際に鑑定結果が参考にされ、この加害者は自らが起こした傷害に対する責任能力が不十分である、という判断がなされることがあります。そうなると、量刑としては減刑となるでしょう。

精神鑑定は、精神科医にとっては、荷が重い役割になります。統合失調症の診断は、本人自身の言葉に頼って行われます。幻覚・妄想が本当にあるのかどうかも、本人がもし嘘をついていたとすれば、これで100%間違いないという判断を行うことは困難です。通常の医療現場で私たちが困らないのは、第4章で述べたローゼンハン事件のように、わざわざ自分が統合失調症であると偽って医師をだまして病院に入院しようなどという人はまずいないからなのです。ところが、精神鑑定の現場ではそういうことは起こりえます。

通常の医療現場では、もし仮に気まぐれで幻覚・妄想のふりをした人が外来に現れたとして、その人に間違って抗精神病薬を投与したとしても、それは、気まぐれでそんなふりをしたことによって不必要な薬を処方され若干の副作用が出たという程度のことであり、極めて重大な問題とはいえないでしょう。ところが、精神鑑定の場では、殺人事件の加害者を責任能力ありと考えるか考えないかは重大な判断です。それは加害者と被害者の利害が非常に大きく対立しているからであり、また、加害者に治療が必要なのか処罰が必要なのか、という重大な判断にかかわることでもあるからなのです。

すなわち、確固たる足場が十分とはいえないところで極めて重大な判断を行う役割を鑑定医は担っていることになります。もっとも、このような場面でさえも、詐病を見分けることは、ほとんどの場合は困難ではありません。ローゼンハン事件の場合とは異なり、相手が詐病を装う可能性があるという前提のもとで診察をしますので、そういう心構えのもとで精神医学の知識を動員した場合、ほとんどの場合、嘘は嘘であると明らかにできるのです。とはいえ、その結論が100％確実なのか、その客観的証拠を見せよと詰め寄られれば、「極めて蓋然性が高い」と答えるしかない場面も出てくるでしょう。

しかし、精神鑑定がこのような不完全なものであるからといって、精神鑑定という手法自体をやめてしまうことは、ドパミン神経の制御困難という本人にとってはどうしようもできない病気の症状によって行った行為に対して、100％の責任を求めることになり、それはそれで社会の通念に反することになるでしょう。「いや、責任をとってもらうべきだ」という方もおられるかもしれませんが、この病気が100人に1人近く起きる病気であり、家族や友人も含めると、決して他人ごとではない、ということを考えた上で、そういう意見を発する覚悟が必要になるでしょう。

こうしたことから、不完全ではあっても、精神鑑定という制度は、私たちの社会通念に沿うためには、必要な制度なのです。

暴力と犯罪

一般の人と統合失調症について話していると、病院に隔離しておかないと何をするかわからない人たちだ、という意見を聞くことがあります。私はこの病気を持つ人と診察の場などを通じて日常的に接していますから、そんな感覚がまったくありませんので、この感覚のギャップに驚かされることになります。

もちろん、重大な犯罪の加害者が統合失調症を持つことが明らかにされることもあります。第7章で紹介したライシャワー事件とはまさにそういう事件でした。では、暴力・犯罪と統合失調症の関係は一般論としてどうなっているのでしょうか。

なかなか統計をとることが難しい研究ですが、報告されている結果は、統合失調症を持つ人の暴力・犯罪のリスクは一般の人とまったく変わらないというものから大きな差があるというものまでばらつきがあります。各国からの研究結果を総合したメタ解析の結果は、統合失調症群と一般人口を比較した際の暴力犯罪のオッズ比は、男性、女性でそれぞれ4.0、7.9と、その頻度は高いことが示されています。ただし、薬物依存症の併存の有無を検討した研究のデータをみると、オッズ比は、薬物依存症のある群で8.9、ない群で2.1という値となっており、薬物依存症の影響を除くと統合失調症そのものの影響は小さいことがわかります。それに対して、統合失調症を含む重症精神疾患を持つ人が暴力犯罪の被害者になる頻度を推定した米国の研究では、その頻度が一般人口の10倍以上であることを報告しています(Teplin et al., 2005)。

以上のことを総合すると、次のようなことが言えるでしょう。暴力犯罪が統合失調症を持つ人で一般人口より若干高いことは、事実として認識しておくべきでしょう。ただしその程度は小さいものです。また、暴力犯罪といえば、それこそライシャワー事件のようなことを思い浮かべられるかもしれませんが、頻度が高いものとしては家庭内暴力がそこに含まれます。病気が急に悪化したときは、受診日を繰り上げるなどして早めに対処することで、突発的な暴力を防ぐことが可能でしょう。また、暴力や犯罪は、その人が置かれた社会的環境にも大きく影響されます。支えてくれる家族や友人がいること、社会の中での役割を果たす場所があることは、こうした行動の大きな歯止めになるでしょう。一方で、統合失調症を持つ人の多くが暴力犯罪の犠牲者になっていることは本当に残念なことです。私たちの側にできることは、まずはこうした現実を知ることでしょう。その上で、統合失調症を持つ人は、社会に対する脅威であるというよりは、むしろ、社会が何らかのかたちで保護の手を差し伸べるべき社会的弱者である、という感覚を持つことが求められるでしょう。

スティグマ

病気を持つ人など弱者に対するネガティブな感情や態度のことを、専門用語としてスティグマと呼ぶことがあります。スティグマはもともとの語源はギリシア語であり、牛や奴隷に焼きつけられた刻印を指していましたが、それが特定の集団に対して不当に向けられるネガティブなイメージを指す語として用いられるようになりました。

このスティグマを、知識の問題（無知）、態度の問題（偏見）、行動の問題（差別）に分ける考え方があります。無知は、そもそも知識がないために起きてくる問題です。偏見とは、何となく避けることです。差別とは、積極的に非難する、攻撃する、いじめる、といったことです。

第5章では遺伝の話をしましたが、その際、統合失調症は遺伝が強く影響する病気であると言われているわりには、この病気を持つ人の近親者がこの病気を持つ確率は低いことを話しました。そして、遺伝に関するごく基本的な知識を持つだけでも、統合失調症に対するスティグマはかなり減るのではないかと述べました。「統合失調症を誘発する母親仮説」についてもそうです。こうした仮説には科学的根拠がないということを知っていただくだけでも、統合失調症を持つ人、あるいはそのご家族への見方は大きく変わるはずです。本書がそのような役割を果たしてくれればよいと願っています。

「無知」のレベルへの取り組みにはこのような書物も力を発揮しますが、「偏見」のレベルへの取り組みは座学だけでは不十分です。実際に患者さんと接することが一番だと思います。精神科に実習に来る医学生には、あまり難しいことは勉強しなくていいので、とりあえず患者さんと過ごす時間を少し持ってくださいと話しています。もともと、学生の多くは、統合失調症の患者さんは怖い人であり、社会に対する脅威だと思っているのです。ところが、病棟で患者さんに接した後、学生さんの何が変わるかというと、全ての学生がそうではないですが、統合失調症の患者さんは社会に対する脅威などではなくて、むしろ社会的弱者だということに気づいてくれるのです。「この人、もう退院しても大丈夫かな、ぼんやりしていて交通事故に遭わないだろうか、詐欺に遭わないか」などと心配するようになってくれれば、一歩前進です。その感覚、つまり統合失調症を持つ患者さんは社会的弱者であるという感覚を持つことによって、では、彼らより恵まれた自分たちに何ができるかという発想が出てくるわけです。知識レベルと体感レベルの二つが変わったらスティグマの第三の要素である「差別」も減らすことができるのでは、と私自身は楽観的に考えています。

もちろんスティグマの問題はそう簡単にはいかない部分があります。知識が充実すると逆に差別が強くなるというがっかりさせられるような研究もあります。かといって、事実を隠しているほうがスティグマ対策としてはよいのだ、というのではあまりにも消極的すぎます。そういうこともあって、この本では、統合失調症の治療では強制入院を行うこともあるなど、現場の現実を隠さずにお伝えするようにしました。今後も、伝え方を様々に工夫したりしながら試行錯誤でやっていくしかないと思っています。社会に理解をもってもらうためには、市民公開講座とかをやればいいという意見が出てくるかもしれませんが、そういう単純な話でもないのです。市民公開講座を開催しても、現状では患者さんにはあまり来ていただけません。行ったら自分がこの病気を持っていることが知られてしまうから行けないというようなことが障壁になってしまうのです。つまり、統合失調症という病気に対するスティグマのために、患者さんや一般市民が統合失調症についての知識を得る機会を失うのです。そして知識の乏しさがさらに偏見を助長するのです。

最近、自分の家族が統合失調症を患っていることを、勇気を持ってオープンにして、それで統合失調症の理解を広めていこうという人たちが増えてきています。また、この病気を持つご本人自身が、自分の病気のことを分析し発表することも盛んになり「当事者研究」と呼ばれています。ぜひ頑張っていただきたいと思っています。

あとがき

この本を書き始めるに際して、一番難しかったのは、読者層としてどういう人を想定するかでした。新書としての出版なので、専門家向けではなく一般読者向けということはもちろん意識しました。しかし、そうは言っても、一般読者の統合失調症についての知識も、様々です。統合失調症についてこれまで考えてきたこともなかった学生が、たとえばインド哲学や流体力学を純粋な好奇心で学び始めるのと同様に、この病気について知りたいということもあるでしょう。一方で、ご自身やご家族がこの病気を持っていて、専門書ではわかりづらい知識をわかりやすく身に着けたいということもあるでしょう。また、統合失調症は、青年期に生じる病気ですから、子育て中の父親、母親の方が、どういう子育てがこの病気の予防によいのか、という関心を持つかもしれません。青年期で引きこもりのお子さんを持つ親御さんは、さらに差し迫った関心からこの本を手に取るかもしれません。精神科医や公認心理師などの対人援助職を目指す方が、専門書の前に手始めに手に取るということもあるでしょう。それだけではありません。統合失調症という病気は、芸術や文化に関心のある人たちからも注目されてきた病気ですので、読者の一部はそういう人たちかもしれません。あるいは、精神科医以外の医療者で、この病気について触りの部分だけでも知っておきたいという方もいるかもしれません。また、この病気は、人権との関係で問題とされてきた病気です。患者の人権擁護、偏見克服などの観点から、この病気について高い関心を持っている人もいるかもしれません。その中には、現状の医療制度や社会制度、あるいは精神科医という存在自体に問題点を感じている人もいるでしょう。最後に、この病気は、今日大幅な進歩を遂げている脳科学にとって、最後に残された課題の一つとみなされています。そのため、脳科学に関心のある人がこの本を手に取るかもしれません。

私自身は、生涯有病率が1%近くにもなり、20歳代前半を中心にこれから社会で活躍を始めようとする若い人に生じ、いったん生じると、多くの場合、この病気を持つ人の社会生活への影響は生涯にわたって生じるような、この病気に対する社会の関心がとても低いことに不満を持っています。統合失調症は社会悪が生み出す病気ではありませんが、しかしながら、社会がこの病気とどう向き合うかによって、この病気を持つ人たちの人生を大きく変えることができる病気です。そういう意味でも、身近にこの病気を持つ人がいる人、そうではない人のいずれにも、もっと関心を持っていただきたいのです。

精神科医として仕事をしていると、マスコミの取材依頼などを受けることも多いのですが、たとえば、ゲーム依存についての取材はとても多くても、統合失調症については本当に少ないのです。社会全体として、何となく、この病気に蓋をした状態で(なんとなく蓋をしておいたほうがよい理由はどこにもないのですが)、関心を持つ人は少なく、しかもその関心の持ち方も、上で述べたように、ひとそれぞれバラバラ、というのが現状ではないでしょうか。

ということで、誰に対して語るかが大変難しかったのですが、幸い私は、ここ10年ほど、少人数制のレクチャーを医学生に対して行ってきました。ですので、語る相手のイメージは、どちらかと言えば、この病気についてほとんど知らない若い人たちをイメージしてみました。また、たくさんの患者さんやご家族とこの病気について話し合ってきました。そうした方々への語りも、若干含めるようにしました。一方で、この病気を特定の立場から詳しく知っている方々(経験ある精神科医、人文系の研究者、脳科学の専門家など)に対しては、あえて挑戦的な書き方、皮肉に聞こえるような書き方もしています。統合失調症については確実と言える事実がまだまだ十分ではなく、できる限りデータに基づいて述べようとしても、どうしても著者自身の考えが出てしまいます。たとえば、統合失調症は近代文明が生んだ病気などではないということをかなり強く主張しましたが、そのことを直接的に証明するには、古代や中世においてもこの病気が同じように存在したことを示さなければなりません。古い文献などから憶測はできても、タイムマシーンで過去に行って、現代の精神科医と同じ目で調査をしないと、そのことの白黒をはっきりさせることができないわけです。遺伝や環境因に関する統計値も研究データによるばらつきがあり、できる限り中立的にデータを採用することを心がけましたが、読者によっては私の文献の選び方やその解釈が偏っていると感じられるかもしれません。

多くの人にひっかかるところなく読んでいただくには、両論併記を十分に行う、統合失調症の予後などよくわかっていないことについては、そもそも本に書かない、というやり方もあったかもしれません。しかし、そんなことをして様々な立場の人の顔を立てることに腐心してしまうと、白紙の状態の一般読者の方にはわかりにくく、また、この病気を持つ人やそのご家族の方にとっては本当に知りたいことが書かれていない本になってしまうことを危惧しました。

こうしたことも考えながら迷いつつ書いた本です。そのような自分の迷いを解消するために、今回の執筆では多くの専門職の方々に中途のヴァージョンを読んでもらい忌憚ない意見を求めました。多忙の中、快く貴重な時間を割いてくれた、京都大学医学部附属病院精神科神経科および他医療機関の皆様には心よりの感謝を伝えたく思います。スタンダードな書物を目指したものの、結局やや変則的な仕上がりになってしまったようにも思いますが、本書を一つのきっかけとして統合失調症についての関心が高くなることを期待しています。

村井俊哉

尾崎紀夫，三村将，水野雅文，村井俊哉(編)．標準精神医学 第7版，医学書院，2018.

第8章

Ghaemi SN. *The Concepts of Psychiatry: A pluralistic Approach to the Mind and Mental Illness*. Johns Hopkins University Press, Baltimore, 2003/村井俊哉(訳)．現代精神医学原論，みすず書房，2009.

Van Os J. 'Salience syndrome' replaces 'schizophrenia' in DSM-V and ICD–11: psychiatry's evidence-based entry into the 21st century? *Acta Psychiatr Scand*, 120: 363–72, 2009.

第9章

Fazel S, Gulati G, Linsell L, Geddes JR, Grann M. Schizophrenia and violence: systematic review and meta-analysis. *PLoS Med*, 6: e1000120, 2009.

Teplin LA, McClelland GM, Abram KM, Weiner DA. Crime victimization in adults with severe mental illness: comparison with the National Crime Victimization Survey. *Arch Gen Psychiatry*, 62: 911–21, 2005.

＊＊＊＊＊

• 映画『ビューティフル・マインド』(原題 A Beautiful Mind，ロン・ハワード監督，2001年，アメリカ)

統合失調症は経過の長い病気です．文字や図表だけでは理解しづらいこの病気の全体像を，映像メディアの特徴を生かすことで，うまく表現しています．

• 『統合失調症』(日本統合失調症学会監修，医学書院，2013)

専門書ですが，当事者(この病気をもつ本人)による執筆を含めるなど，工夫がなされています．現時点で，日本語でアクセスできる最良の書籍でしょう．

• 島崎藤村『夜明け前』

幕末・明治維新の激動期を描く，日本近代文学の代表作です．統合失調症という病気についても，その原因，処遇など，様々な意味で考えされられます．

• 安部公房『人間そっくり』

妄想の不思議について考えてみたい人は是非．

phrenia. In R. M. Murray, P. B. Jones, E. Susser, J. van Os, & M. Cannon (Eds.), *The epidemiology of schizophrenia* (pp. 288–316). New York, NY, US: Cambridge University Press, 2003.

Hjorthøj C, Stürup AE, McGrath JJ, Nordentoft M. Years of potential life lost and life expectancy in schizophrenia: a systematic review and meta-analysis. *Lancet Psychiatry*, 4: 295–301, 2017.

Murray RM, Quattrone D, Natesan S, van Os J, Nordentoft M, Howes O, Di Forti M, Taylor D. Should psychiatrists be more cautious about the long-term prophylactic use of antipsychotics? *Br J Psychiatry*, 209: 361–365, 2016.

Nielsen RE, Uggerby AS, Jensen SO, McGrath JJ. Increasing mortality gap for patients diagnosed with schizophrenia over the last three decades: a Danish nationwide study from 1980 to 2010. *Schizophr Res*, 146: 22–27, 2013.

Tanskanen A, Tiihonen J, Taipale H. Mortality in schizophrenia: 30-year nationwide follow-up study. *Acta Psychiatr Scand*, 138: 492–499, 2018.

第 7 章

American Psychiatric Association. *Diagnostic and Statistical Manual of Mental Disorders*, 3th edition. APA, Washington, 1980. / (前掲)

American Psychiatric Association. *Diagnostic and Statistical Manual of Mental Disorders*, 4th edition text revision. APA, Washington, 2000/ 髙橋三郎ほか(訳). DSM–IV 精神疾患の分類と診断の手引, 医学書院, 1995.

American Psychiatric Association. *Diagnostic and Statistical Manual of Mental Disorders*, 5th edition. APA, Washington, 2013. / (前掲)

Cooper R. *Diagnosing the Diagnostic and Statistical Manual of Mental Disorders*. London: Karnac, 2014./ 植野仙經・村井俊哉(訳). DSM–5 を診断する, 日本評論社, 2015.

Keshavan MS, Tandon R, Boutros NN, Nasrallah HA. Schizophrenia, "just the facts": what we know in 2008 Part 3: neurobiology. *Schizophr Res*, 106: 89–107, 2008.

Schneider K. *Klinische Psychopathologie*. Mit einem aktualisierten und erweiterten Kommentar von Gerd Huber und Gisela Gross, 15. Auflage, Georg Thieme, Stuttgart, 2007/ 針間博彦(訳). クルト・シュナイダー 新版 臨床精神病理学. ゲルト・フーバー, ギセラ・グロス(解説). 文光堂, 2007.

migration and socio-economic level. *Psychol Med*, 48: 2101–2115, 2018.

Chou IJ, Kuo CF, Huang YS, Grainge MJ, Valdes AM, See LC, Yu KH, Luo SF, Huang LS, Tseng WY, Zhang W, Doherty M. Familial aggregation and heritability of schizophrenia and co-aggregation of psychiatric illnesses in affected families. *Schizophr Bull*, 43: 1070–1078, 2017.

Gottesman, I I. *Schizophrenia Genesis: The Origins of Madness*. New York, NY: W. H. Freeman and Company, 1991. / 内沼幸雄・南光進一郎(訳). 分裂病の起源, 日本評論社, 1992.

Grimes DA, Schulz KF. False alarms and pseudo-epidemics: the limitations of observational epidemiology. *Obstet Gynecol*, 120: 920–7, 2012.

Harrington A. The fall of the schizophrenogenic mother. *Lancet*, 379, 1292–1293, 2012.

Kendler KS, Ohlsson H, Mezuk B, Sundquist K, Sundquist J. A Swedish national prospective and co-relative study of school achievement at age 16, and risk for schizophrenia, other nonaffective psychosis, and bipolar illness. *Schizophr Bull*, 42: 77–86, 2016.

Lichtenstein P, Yip BH, Björk C, et al. Common genetic determinants of schizophrenia and bipolar disorder in Swedish families: a population-based study. *Lancet*, 373: 234–239, 2009.

Mortensen PB, Pedersen CB, Westergaard T, et al. Effects of family history and place and season of birth on the risk of schizophrenia. *N Engl J Med.*, 340: 603–608, 1999.

Tandon R, Keshavan MS, Nasrallah HA. Schizophrenia, "just the facts" what we know in 2008. 2. Epidemiology and etiology. *Schizophr Res*, 102(1–3): 1–18, 2008.

Varese F, Smeets F, Drukker M, et al. Childhood adversities increase the risk of psychosis: a meta-analysis of patient-control, prospective-and cross-sectional cohort studies. *Schizophr Bull*, 38: 661–71, 2012.

第6章

Cohen A, Patel V, Thara R, Gureje O. Questioning an axiom: better prognosis for schizophrenia in the developing world? *Schizophr Bull*, 34: 229–244, 2008.

Heilä H, Lönnqvist J. The clinical epidemiology of suicide in schizo-

1178–1182, 1984.

Jääskeläinen E, Juola P, Hirvonen N, McGrath JJ, Saha S, Isohanni M, Veijola J, Miettunen J. A systematic review and meta-analysis of recovery in schizophrenia. *Schizophr Bull*, 39: 1296–306, 2013.

Leucht S, Tardy M, Komossa K, Heres S, Kissling W, Davis JM. Maintenance treatment with antipsychotic drugs for schizophrenia. *Cochrane Database Syst Rev*, 5: CD008016, 2012.

Salomon JA, Vos T, Hogan DR, Gagnon M, Naghavi M, Mokdad A, et al. Common values in assessing health outcomes from disease and injury: disability weights measurement study for the global burden of disease study 2010. *Lancet*, 380: 2129–43, 2012.

Tandon R, Nasrallah HA, Keshavan MS. Schizophrenia, "just the facts" 4. Clinical features and conceptualization. *Schizophr Res*, 110: 1–23, 2009.

Van Eck RM, Burger TJ, Vellinga A, Schirmbeck F, de Haan L. The relationship between clinical and personal recovery in patients with schizophrenia spectrum disorders: a systematic review and meta-analysis. *Schizophr Bull*, 44: 631–642, 2018.

厚生労働省ホームページ https://www.mhlw.go.jp/kokoro/speciality/data.html

第 4 章

American Psychiatric Association. *Diagnostic and Statistical Manual of Mental Disorders*, 3th edition. APA, Washington, 1980. / 髙橋三郎ほか(訳). DSM–III 精神障害の分類と診断の手引. 医学書院, 1982.

American Psychiatric Association. *Diagnostic and Statistical Manual of Mental Disorders*, 5th edition. APA, Washington, 2013. / (前掲)

Cooper R. *Psychiatry and the Philosophy of Science*. Durham, Acumen, 2007. / 伊勢田哲治・村井俊哉(監訳). 精神医学の科学哲学, 名古屋大学出版会, 2015.

融道男ほか(監訳). ICD–10 精神および行動の障害——臨床記述と診断ガイドライン(新訂版), 医学書院, 2005.

第 5 章

Castillejos MC, Martín-Pérez C, Moreno-Küstner B. A systematic review and meta-analysis of the incidence of psychotic disorders: the distribution of rates and the influence of gender, urbanicity, im-

参考文献

第 1 章

Aleman A, Kahn RS, Selten JP. Sex differences in the risk of schizophrenia: evidence from meta-analysis. *Arch Gen Psychiatry*, 60: 565–71, 2003.

Saha S, Chant D, Welham J, McGrath J. A systematic review of the prevalence of schizophrenia. *PLoS Med*, 2: e141, 2005.

Sham PC, MacLean CJ, Kendler KS. A typological model of schizophrenia based on age at onset, sex and familial morbidity. *Acta Psychiatr Scand*, 89: 135–41, 1994.

第 2 章

American Psychiatric Association. *Diagnostic and Statistical Manual of Mental Disorders*, 5th edition. APA, Washington, 2013. / 日本精神神経学会(監)，髙橋三郎・大野裕(監訳)．DSM–5 精神疾患の診断・統計マニュアル，医学書院，2014.

Howes OD, Nour MM. Dopamine and the aberrant salience hypothesis of schizophrenia. *World Psychiatry*, 15: 3–4, 2016.

Kapur S. Psychosis as a state of aberrant salience: a framework linking biology, phenomenology, and pharmacology in schizophrenia. *Am J Psychiatry*, 160: 13–23, 2003.

Schaefer J, Giangrande E, Weinberger DR, Dickinson D. The global cognitive impairment in schizophrenia: consistent over decades and around the world. *Schizophr Res*, 150: 42–50, 2013.

World Health Organization. *International Statistical Classification of Diseases and Related Health Problems*, 10th Revision. WHO, Geneva, 1992.

第 3 章

Bebbington PE, Kuipers E. Predicting relapse in schizophrenia. *Int J Ment Health*, 24: 7–22, 1995.

Bleuler, M. Die schizophrenen Geistesstörungen: im Lichte langjähriger Kranken und Familiengeschichten. New York: Intercontinental Medical Book Corporation, 1972.

Cohen P, Cohen J. The clinician's illusion. *Arch Gen Psychiatry*, 41:

村井俊哉

1966年，大阪府生まれ．1998年京都大学大学院医学研究科修了(医学博士)．マックスプランク認知神経科学研究所を経て，
現在―京都大学大学院医学研究科教授
専門―精神医学
著作―『精神医学の実在と虚構』
『精神医学を視る「方法」』(ともに日本評論社，2014)
『精神医学の概念デバイス』(創元社，2018)
『はじめての精神医学』(ちくまプリマー新書，2021) ほか
訳書―N. ガミー『現代精神医学原論』(みすず書房，2009) ほか

統合失調症　　岩波新書(新赤版)1801

2019年10月18日　第1刷発行
2023年12月5日　第4刷発行

著　者　村《むら》井《い》俊《とし》哉《や》

発行者　坂本政謙

発行所　株式会社 岩波書店
〒101-8002 東京都千代田区一ツ橋2-5-5
案内 03-5210-4000　営業部 03-5210-4111
https://www.iwanami.co.jp/

新書編集部 03-5210-4054
https://www.iwanami.co.jp/sin/

印刷・三陽社　カバー・半七印刷　製本・中永製本

ISBN 978-4-00-431801-9　　Printed in Japan

岩波新書新赤版一〇〇〇点に際して

ひとつの時代が終わったと言われて久しい。だが、その先にいかなる時代を展望するのか、私たちはその輪郭すら描きえていない。二〇世紀から持ち越した課題の多くは、未だ解決の緒を見つけることのできないままであり、二一世紀が新たに招きよせた問題も少なくない。グローバル資本主義の浸透、憎悪の連鎖、暴力の応酬——世界は混沌として深い不安の只中にある。

現代社会においては変化が常態となり、速さと新しさに絶対的な価値が与えられた。消費社会の深化と情報技術の革命は、種々の境界を無くし、人々の生活やコミュニケーションの様式を根底から変容させてきた。ライフスタイルは多様化し、一面では個人の生き方をそれぞれが選びとる時代が始まっている。同時に、新たな格差が生まれ、様々な次元での亀裂や分断が深まっている。社会や歴史に対する意識が揺らぎ、普遍的な理念に対する根本的な懐疑や、現実を変えることへの無力感がひそかに根を張りつつある。そして生きることに誰もが困難を覚える時代が到来している。

しかし、日常生活のそれぞれの場で、自由と民主主義を獲得し実践することを通じて、私たち自身がそうした閉塞を乗り超え、希望の時代の幕開けを告げてゆくことは不可能ではあるまい。そのために、いま求められていること——それは、個と個の間で開かれた対話を積み重ねながら、人間らしく生きることの条件について一人ひとりが粘り強く思考することではないか。その営みの糧となるものが、教養に外ならないと私たちは考える。歴史とは何か、よく生きるとはいかなることか、世界そして人間はどこへ向かうべきなのか——こうした根源的な問いとの格闘が、文化と知の厚みを作り出し、個人と社会を支える基盤としての教養となった。まさにそのような教養への道案内こそ、岩波新書が創刊以来、追求してきたことである。

岩波新書は、日中戦争下の一九三八年一一月に赤版として創刊された。創刊の辞は、道義の精神に則らない日本の行動を憂慮し、批判的精神と良心的行動の欠如を戒めつつ、現代人の現代的教養を刊行の目的とする、と謳っている。以後、青版、黄版、新赤版と装いを改めながら、合計二五〇〇点余りを世に問うてきた。そして、いままた新赤版が一〇〇〇点を迎えたのを機に、人間の理性と良心への信頼を再確認し、それに裏打ちされた文化を培っていく決意を込めて、新しい装丁のもとに再出発したいと思う。一冊一冊から吹き出す新風が一人でも多くの読者の許に届くこと、そして希望ある時代への想像力を豊かにかき立てることを切に願う。

（二〇〇六年四月）

岩波新書より

社会

女性不況サバイバル　竹信三恵子
パリの音楽サロン　青柳いづみこ
持続可能な発展の話　宮永健太郎
皮革とブランド 変化するファッション倫理　西村祐子
動物がくれる力 教育、福祉、そして人生　大塚敦子
政治と宗教　島薗進編
超デジタル世界　西垣通
現代カタストロフ論　金子勝・児玉龍彦
「移民国家」としての日本　宮島喬
迫りくる核リスク〈核抑止〉を解体する　吉田文彦
記者がひもとく「少年」事件史　川名壮志
中国のデジタルイノベーション　小池政就
これからの住まい　川崎直宏
検察審査会　ディビッド・T・ジョンソン、平山真理、福来寛

ドキュメント〈アメリカ世〉の沖縄　宮城修
東京大空襲の戦後史　栗原俊雄
土地は誰のものか　五十嵐敬喜
民俗学入門　菊地暁
企業と経済を読み解く小説50　佐高信
視覚化する味覚　久野愛
ロボットと人間 人とは何か　石黒浩
ジョブ型雇用社会とは何か　濱口桂一郎
法医学者の使命「人の死を生かす」ために　吉田謙一
異文化コミュニケーション学　鳥飼玖美子
モダン語の世界へ　山室信一
時代を撃つノンフィクション100　佐高信
労働組合とは何か　木下武男
プライバシーという権利　宮下紘
地域衰退　宮﨑雅人
江戸問答　田中優子、松岡正剛

広島平和記念資料館は問いかける　志賀賢治
コロナ後の世界を生きる　村上陽一郎編
リスクの正体　神里達博
紫外線の社会史　金凡性
「勤労青年」の教養文化史　福間良明
5G 次世代移動通信規格の可能性　森川博之
客室乗務員の誕生　山口誠
「孤独な育児」のない社会へ　榊原智子
放送の自由　川端和治
社会保障再考〈地域〉で支える　菊池馨実
生きのびるマンション　山岡淳一郎
虐待死 なぜ起きるのか、どう防ぐか　川崎二三彦
平成時代◆　吉見俊哉
バブル経済事件の深層　奥山俊宏、村山治
日本をどのような国にするか　丹羽宇一郎
なぜ働き続けられない？社会と自分の力学　鹿嶋敬
物流危機は終わらない　首藤若菜

(2023.7)　◆は品切，電子書籍版あり．(D1)

岩波新書より

金沢を歩く	山出　保
ドキュメント 豪雨災害	稲泉　連
ひとり親家庭	赤石千衣子
女のからだ フェミニズム以後	荻野美穂
〈老いがい〉の時代◆	天野正子
子どもの貧困 II	阿部　彩
性と法律	角田由紀子
ヘイト・スピーチとは何か◆	師岡康子
生活保護から考える◆	稲葉　剛
かつお節と日本人	宮内泰介・藤林　泰
家事労働ハラスメント	竹信三恵子
福島原発事故 県民健康管理調査の闇◆	日野行介
電気料金はなぜ上がるのか◆	朝日新聞経済部
おとなが育つ条件	柏木惠子
在日外国人〔第三版〕	田中　宏
まち再生の術語集	延藤安弘
震災日録 記憶を記録する◆	森まゆみ
原発をつくらせない人びと	山秋　真
社会人の生き方◆	暉峻淑子
構造災 科学技術社会に潜む危機	松本三和夫
家族という意志◆	芹沢俊介
ルポ 良心と義務	田中伸尚
夢よりも深い覚醒へ◆	大澤真幸
3・11 複合被災◆	外岡秀俊
子どもの声を社会へ	桜井智恵子
就職とは何か◆	森岡孝二
日本のデザイン	原　研哉
ポジティヴ・アクション	辻村みよ子
脱原子力社会へ◆	長谷川公一
希望は絶望のど真ん中に	むのたけじ
アスベスト 広がる被害	大島秀利
原発を終わらせる	石橋克彦編
日本の食糧が危ない	中村靖彦
希望のつくり方	玄田有史
生き方の不平等◆	白波瀬佐和子
同性愛と異性愛	風間　孝・河口和也
新しい労働社会	濱口桂一郎
世代間連帯	上野千鶴子・辻元清美
道路をどうするか	五十嵐敬喜・小川明雄
子どもの貧困	阿部　彩
子どもへの性的虐待◆	森田ゆり
テレワーク 「未来型労働」の現実	佐藤彰男
反貧困	湯浅　誠
不可能性の時代	大澤真幸
地域の力	大江正章
少子社会日本	山田昌弘
親米と反米	吉見俊哉
「悩み」の正体	香山リカ
変えてゆく勇気◆	上川あや
戦争で死ぬ、ということ	島本慈子
ルポ 改憲潮流	斎藤貴男
社会学入門	見田宗介
冠婚葬祭のひみつ	斎藤美奈子
少年事件に取り組む	藤原正範
悪役レスラーは笑う◆	森　達也
いまどきの「常識」◆	香山リカ